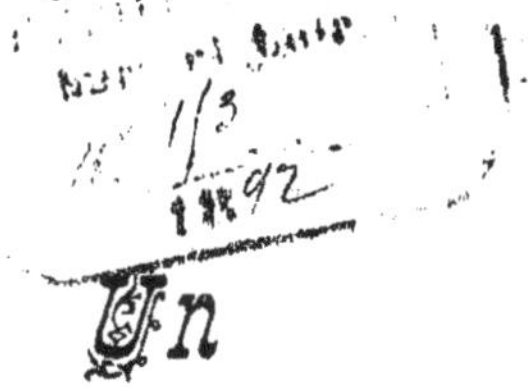

# Un

# Vieux Rite Médical

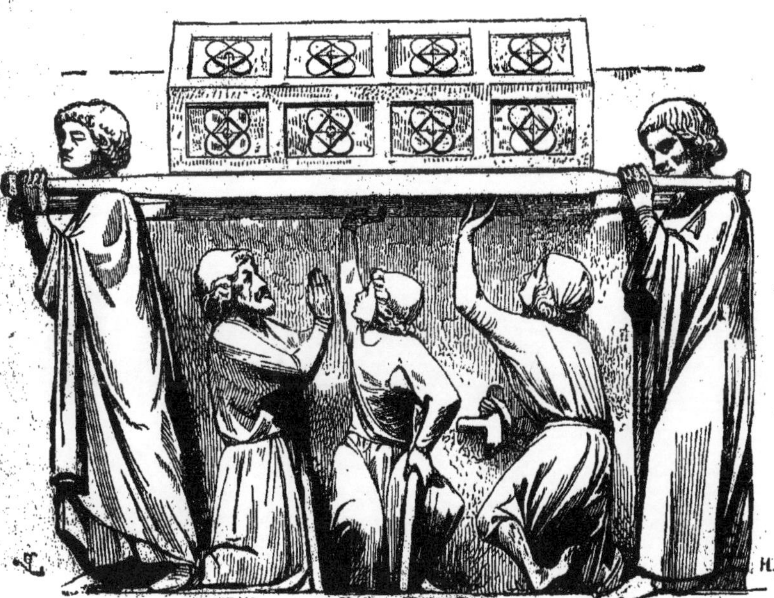

UN

# VIEUX RITE

MÉDICAL

TIRÉ A CENT CINQUANTE EXEMPLAIRES.

# UN
# VIEUX RITE
# MÉDICAL

---

OPUSCULE OFFERT

A

## ANATOLE DE BARTHÉLEMY

POUR FÊTER LE CINQUANTIÈME ANNIVERSAIRE DE SON ÉLECTION
COMME MEMBRE
DE LA SOCIÉTÉ DES ANTIQUAIRES DE FRANCE

**Le 9 Mai 1842.**

---

PAR

**HENRI GAIDOZ**
Membre de la Société des Antiquaires de France
(Anciennement Académie Celtique).

*Ad multos annos !*

PARIS
LIBRAIRIE E. ROLLAND
2, Rue des Chantiers.

1892

Le rite dont nous nous proposons de parler est répandu sur une grande partie du globe, peut-être pourrions-nous dire sur le globe tout entier, si les enquêtes sur les croyances et les pratiques religieuses des hommes avaient été partout poussées aussi loin que pour les peuples européens. Il s'agit, pour résumer d'un mot, de se guérir d'une maladie en passant par une ouverture ou en mettant à profit une cavité. Ce rite, que les sauvages connaissent (au moins en Afrique), a été extrêmement répandu dans notre pays, puisque les rares monuments mégalithiques qui n'ont pas été détruits en sont encore l'objet, puisqu'il a passé au culte des saints, et puisqu'il s'est conservé dans quelques églises jusqu'à notre temps même.

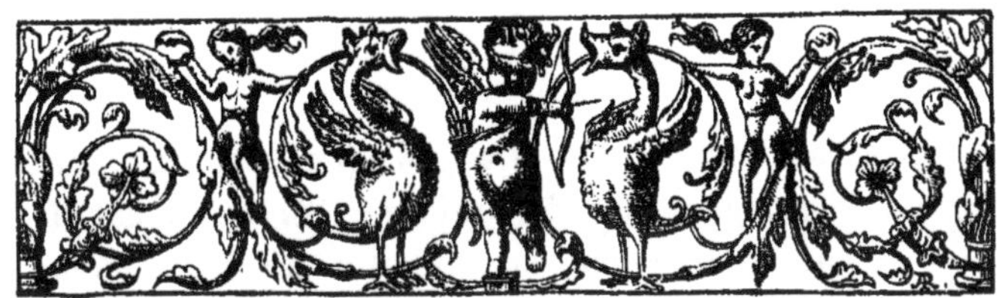

# CHAPITRE I

## LA RONCE AUX DEUX RACINES; L'ARBRE A TROU; L'ARBRE FENDU.

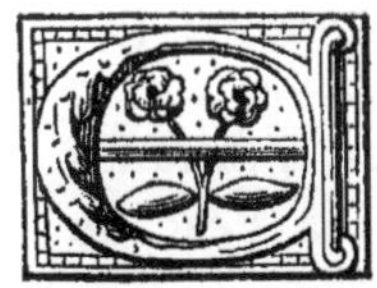

En Périgord, pour se guérir des furoncles, « il faut passer neuf fois sous une tige de ronce que le hasard aura plantée par les deux bouts (1). » Dans la Saintonge, il faut y passer à jeun et en chemise (2); dans le Poitou, on doit le faire trois matins de suite et sans que personne vous voie (3). — Dans la province belge de Luxembourg, « un enfant qui n'apprend pas à marcher doit ramper le vendredi sous l'arbuste qui porte des baies de ronce enraciné aux deux bouts; mais pendant qu'il le fait, il

(1) De Nore, *Coutumes, etc, des provinces de France*, Paris, 1846, p. 152. — Sans doute d'après W. de Taillefer, *Antiquités de Vésone*, Périgueux, 1821, T. I, p. 242.

(2) *Bulletin des travaux de la Société historique de Saint-Jean-d'Angély*, année 1866, p. 66. — Lemarié, *Fariboles saintongeaises*, Saint-Jean-d'Angély, 1878-79, n° 12.

(3) Beauchet-Filleau, *Canton de Chef-Boutonne; Croyances, etc.*, dans le *Bulletin de la Société de Statistique des Deux-Sèvres*, Niort, 1882.

ne faut pas babiller (1). » — La pratique est également connue en Allemagne pour les enfants (2). Il en est de même en Angleterre : en Cornouailie pour le même mal (3) ; et en Sussex pour différentes éruptions auxquelles les enfants sont sujets (4). L'enfant doit passer neuf fois sous la ronce, neuf matins consécutifs et au lever du soleil. — De même que nos médecins mêlent plusieurs substances dans une drogue pour en obtenir un meilleur effet, de même la médecine populaire mêle plusieurs rites pour rendre une pratique plus puissante. Ici la vertu mystérieuse de passer dans l'ouverture formée par la ronce est augmentée par le chiffre mystique neuf, obtenu lui-même par la multiplication du chiffre mystique trois. Le lever du soleil a aussi sa signification : les mauvais génies qui règnent sans conteste pendant la nuit viennent de disparaître devant le soleil, le bon génie par excellence.

Livingstone, qui ignorait peut-être les pratiques européennes, a remarqué avec étonnement, à l'est du lac Nyassa, qu'en cas de maladie les nègres vont ramper sous une sorte de liane qui tient à la terre par les deux bouts : sortis de ce passage ils lavent leur corps avec une « médecine », et ils enterrent celle-ci, pensant enterrer en même temps le mauvais sort qu'on leur a jeté (5). En effet, dans les croyances populaires, le

(1) Coremans, *L'année de l'ancienne Belgique*, 1844, p. 65.

(2) Schindler, *Der Aberglaube des Mittelalters*, Breslau, 1858, p. 180. Ce témoignage paraît emprunté à Grimm (*Deutsche Mythologie*, 2e édit. p. 1118) ; pourtant Grimm ne dit pas expressément qu'il s'agisse de l'Allemagne.

(3) *Choice notes from Notes and Queries*, Londres, 1859, p. 88.

(4) *Folk-Lore Record*, t. I, Londres, 1878, p. 42-43.

(5) Livingstone, cité par M. R. Andree dans ses *Ethnographische Parallelen*, 1re série, Stuttgart, 1878, p. 32.

« mauvais sort » est une des causes les plus fréquentes et les plus redoutées de maladie. — La pratique suivante du Kamtschatka, que rapporte le voyageur Steller, se rapporte à la même pratique, car elle nous montre une façon artificielle de préparer l'ouverture de ronce ou de liane offerte ailleurs par la nature. Il s'agit d'une fête de la « purification des fautes » que l'on célèbre en novembre, une fois les travaux d'automne achevés. « On apporte dans l'*yourte* des branches de bouleau. Chaque chef de famille en prend une ; et, après l'avoir courbée en cercle, il y fait passer deux fois sa femme et ses enfants, qui dansent en rond au sortir de ce cercle. Cela s'appelle « se purifier de ses fautes (1). » D'après un autre écrivain, cette « purification » a lieu quand il y a eu une mort dans la famille (2), et la cérémonie se comprend, pour chasser la maladie dont est mort le parent.

Comme on guérit les animaux avec les mêmes recettes que les hommes, voici deux pratiques qui sont des atténuations de la précédente. Parmi les « phylactères ou préservatifs qui se font sans paroles » le curé Thiers mentionne le suivant : « Brider certains animaux d'une ronce pour les guérir des maux de... et de... (3). » Ainsi,

(1) *Dictionn. d'ethnogr. moderne* (formant le t. XXXVII, de la collection Migne, Paris, 1853, col. 1082), cité par Liebrecht dans les *Englische Studien,* t. VII, p. 128.

(2) Voir R. Andree, *Ethnographische Parallelen*, 1re sér. Stuttgart, 1878, p. 32.

(3) J.-B. Thiers, *Traité des Superstitions, etc.*, t. I, Liv. V, ch. 4, édit. de 1704 et de 1741, t. I, p. 384 (= édit. de 1777, t. I, p. 334). — Ici, comme en d'autres endroits, le curé Thiers ne donne pas la recette complète, pour empêcher qu'on ne s'en serve. Dans certains cas, la connaissance du folk-lore permet de restituer la lacune : ainsi, on peut mettre hardiment un mot connu par Molière dans la superstition ainsi relatée par le curé Thiers : « Se frotter les mains au manteau d'un..... pour guérir les verrues des mains. » On comprend alors les anecdotes des chroniqueurs sur des grands seigneurs qui se fâchaient quand dans les galeries de Versailles ils surprenaient un de leurs amis se frottant subrepticement les mains à leur manteau.

au lieu de faire passer l'animal sous la ronce, on met la ronce autour de la tête de l'animal, ce qui doit produire le même effet. — En Bretagne, aujourd'hui même, pour préserver les vaches des maléfices, « il faut encore se procurer une ronce ayant une racine à chacune de ses extrémités (ce qui, paraît-il, peut se trouver assez facilement) et la fixer sous forme de demi-cercle au-dessus de la porte de l'étable (1). » De cette façon les vaches passent sous la ronce en rentrant à l'étable : cet exemple montre d'une façon frappante par quelle suite d'idées un objet qui a été l'instrument d'un rite, devient une amulette.

Les arbres sont l'objet de la même pratique. Dans certains cas on profite d'un trou formé par la bifurcation passagère du tronc ou par la soudure de deux troncs qui se sont rapprochés et soudés : dans d'autres cas on fend l'arbre à l'aide de coins pour y former une ouverture que l'on referme ensuite. Il nous semble que la seconde manière est un perfectionnement de la première : on a imité la première pratique en lui donnant une vertu plus grande. Nous commençons donc par la première.

Le texte le plus ancien est dans un sermon célèbre de saint Eloi, évêque de Noyon au VIIe siècle. Dans un sermon contre les superstitions, sermon rapporté par son biographe saint Ouen, on lit en effet : « Nullus præsumat lustrationes facere, neque pecora per cavam arborem vel per terram foratam transire, quia per hoc videtur diabolo ea consecrare (2). » Il n'est question que d'animaux dans la condamnation portée par l'évêque de Noyon, problablement parce que c'est sous cette forme que la pratique lui était connue : de tout temps les mêmes

(1) Rolland dans *Mélusine*, t. I, col. 73.

(2) *Spicilegium* de D'Achery, édition de la Barre. Paris, 1723, t. II, p. 97.

remèdes ont été employés pour les hommes et pour les animaux; et de tout temps la santé des bestiaux a été aussi chère à l'homme de la terre que celle de sa propre famille.

Un écrivain du XIIIe siècle, le prédicateur dominicain Étienne de Bourbon raconte une histoire assez compliquée au sujet de *changelins;* on nomme ainsi les enfants malingres et tristes que l'on croit mis par les fées en place des véritables enfants qu'elles ont enlevés. De cette histoire nous retenons seulement ceci, qu'on faisait passer l'enfant nu « per foramen quod erat inter duos truncos duorum lignorum (1). » L'enfant malade était tenu par sa mère qui, par le trou de l'arbre, le passait à une vieille femme dont c'était le métier de présider à cette cérémonie : l'opération était répétée neuf fois de suite. Cela se passait à Villars-en-Dombes, dans le diocèse de Lyon. Auparavant on avait suspendu aux buissons des fragments de langes de l'enfant et on avait piqué une épingle dans un arbre. Ces deux rites supplémentaires sont extrêmement fréquents par eux-mêmes dans la médecine populaire, et il s'y mêle deux idées : la première, c'est que l'on transporte et que l'on fixe au buisson ou à l'arbre le mal dont on est atteint : la seconde, c'est que le génie — soit génie de la maladie, soit génie de l'arbre, soit tout autre génie que l'on invoque — acceptera l'offrande et exaucera la prière.

Les protestants qui sous le règne de Louis XIV s'expatrièrent pour rester fidèles à leur foi, n'avaient pas abandonné ces pratiques de leurs ancêtres. C'est, au moins, le cas des protestants de la Picardie qui fondèrent le petit village de Friedrichsdorf, à une lieue de

(1) *Anecdotes, etc.*, d'Étienne de Bourbon, édition Lecoy de la Marche, Paris, 1877, p. 327.

Hombourg, non loin de Francfort-sur-le-Mein. L'histoire de cette colonie française, publiée à l'occasion de son deuxième centenaire, rapporte ce fait curieux : « Il se trouvait à la lisière de la forêt du Hardt, au bord du chemin de Hombourg, un chêne ayant une ouverture ronde au milieu du tronc, par laquelle nos ancêtres avaient la singulière coutume de faire passer trois fois les enfants qu'ils portaient à Hombourg pour les faire baptiser. Ce chêne existe encore aujourd'hui ; mais son ouverture s'est refermée depuis bien longtemps (1). »

Nous citerons encore : en Italie, une peinture à fresque du Musée Bréra, à Milan, où l'on voit un enfant passé à travers un tronc d'arbre : la peinture est de Bernardino Luini, mort vers 1533 ; — en Allemagne, pour ne donner qu'un exemple, le *Zwiesel-Baum* (litt. arbre fourchu) de l'Elisenhain, près de Greifswald, dont nous donnons ici l'image (2). Cet arbre est un charme (*Carpinus betulus*) : par l'ouverture ovale de la base on passe les enfants malingres ou qui poussent mal ; — en Danemark, plusieurs arbres mentionnés par M. Nyrop ; je citerai le vieux chêne troué de la forêt de Fakse où après le coucher du soleil et en silence (le silence est un rite important) le malade, le plus souvent un goutteux, doit passer nu ; il laisse un morceau de son vêtement au pied de l'arbre. Le monceau de chiffons accumulés montre combien la cure est en honneur. Cet arbre est tenu pour sacré et l'on raconte qu'un jour, quelqu'un ayant voulu l'abattre, la hache à rebondi comme sur une pierre et des

(1) *Chronique de la colonie réformée française de Friedrichsdorf*, Hombourg-ès-Monts, 1887, p. 12, note.

(2) Cette gravure est extraite de la *Zeitschrift des Vereins für Volkskunde*, T. II, Berlin, 1892, p. 81, et nous devons à l'obligeance de M. K. Weinhold, directeur de cette revue, de pouvoir la reproduire ici.

étincelles ont jailli. D'autres arbres où, le plus souvent, on laisse en offrande un morceau de son vêtement, sont connus sous les noms caractéristiques, « arbre à trou », « arbre aux crampes », « arbre aux enfants (1) ; » — en

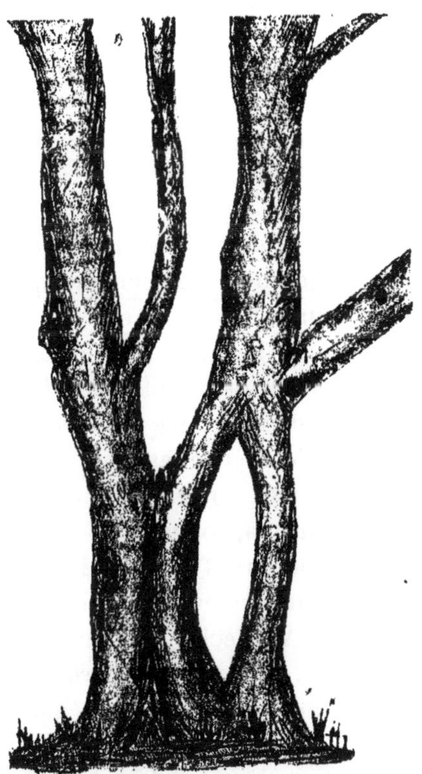

Galles, au siècle dernier, un pieux écrivain disait que « faire passer un enfant par un arbre tordu » c'était l'offrir au diable (2); — en Angleterre, une aubépine, près

(1) Dans la *Dania*, T. I, nº 1, Copenhague, 1890, p. 2 et suiv.

(2) Rhys Prichard, *Canwyll y Cymry*, cité dans les *Bye-Gones* d'Oswes-

d'Oxford, avec une ouverture dans laquelle on fait passer trois fois les enfants atteints de la coqueluche (1) (et, sans doute, aussi d'autres maux); et au siècle dernier, à Selborne (Hantshire) un frêne étêté, objet d'une pratique analogue (2). — Aux Etats-Unis, où les Anglais ont porté leurs croyances et leurs usages, un arbre du comté de Burlington, état de New-Jersey, dont le tronc est divisé par un *lusus naturæ* comme le charme de l'Elisenhain : dans le trou ainsi formé, on passe les enfants hernieux (3).

Un rite analogue au précédent consiste à fendre l'arbre, à le tenir ouvert au moyen de coins pendant qu'on passe l'enfant malade par l'ouverture : on enlève ensuite les coins et on tâche de guérir l'arbre ainsi blessé. Le plus ancien exemple est une recette d'un médecin de Bordeaux des IV^e^-V^e^ siècles de notre ère : la médecine populaire et superstitieuse n'est en effet que la survivance d'une ancienne, souvent très ancienne, médecine. Marcellus surnommé Empiricus, originaire de Bordeaux, était le médecin de l'empereur Théodose I (qui mourut le 13 janvier 395) : son œuvre est donc de la fin du IV^e^ ou du commencement du V^e^ siècle. Or, voici sa recette pour un enfant hernieux : « Si puero tenero ramex des- » cenderit, cerasum novellam radicibus suis stantem » mediam findito, ita ut per plagam puer trajici possit, » ac rursus arbusculam conjunge et fimo bubulo aliisque » fomentis obline, quo facilius in se quæ scissa sunt

try, année 1892, p. 238. La première édition de *Canwyll y Cymry*, livre devenu très populaire en Galles, est de 1646.

(1) Cité par Aufrecht dans les *Indische Studien*, T. IV, Berlin, 1858, p. 8.

(2) *Notes and Queries*, 24 janvier 1880, p. 75; et 20 mars 1880, p. 80.

(3) *Notes and Queries*, 3 janvier 1880, p. 16.

» coeant. Quanto autem celerius arbuscula coaluerit, et » cicatricem duxerit, tanto citius ramex pueri sana- » bitur (1). »

Cette pratique s'est continuée en France. Parmi les superstitions que rapporte le curé Thiers se trouve celle-ci : « Fendre un chesne, et faire passer trois fois un enfant par dedans, afin de le guérir de la hergne. Le père et la mère de l'enfant doivent être chacun à un côté du chesne (2). » La pratique est très fréquente en Provence, et souvent on y voit des arbres dont le tronc paraît ouvert par une *lusus naturæ* ; mais ce sont des arbres fendus dont les deux moitiés ne se sont pas rejointes et dont les blessures ne se sont pas cicatrisées. Voici comment le Dr Bérenger-Féraud, — qui ne connaissait pas ce qu'a écrit son collègue le Dr Marcellus de Bordeaux — décrit la pratique provençale :

« C'est surtout contre les hernies des petits enfants » que ce passage à travers le tronc d'arbre est considéré » comme efficace, et voici comment la crédulité publique » conseille de procéder : il faut prendre un jeune arbre » d'apparence bien vigoureuse, le fendre dans sa lon- » gueur sans l'arracher, ni pousser la fente jusqu'aux » racines ; puis, écartant les deux parties de l'arbre, faire » passer entre elles, à trois ou sept reprises différentes, » dans une même séance, le petit hernieux. Une fois cela » fait, les deux portions de la tige sont rapprochées » très exactement, et maintenues en contact à l'aide d'un

(1) Je cite d'après l'édition que J. Grimm a donnée des recettes de Marcellus dans les *Abhandlungen* de l'Académie de Berlin, année 1847, p. 452, n° 91. Cette étude a été reproduite dans le tome II des *Kleinere Schriften* de J. Grimm.

(2) J. B. Thiers, *Traité des Superstitions*, T. I. L. V. ch. IV ; éditions de 1704 et 1741, T. I, p. 383. Cf. supra, p. 374 : « Faire mordre un malade dans un coudre avant le soleil levé pour être guéri des... ; ou bien fendre un coudre, et faire passer le malade dans la fente. »

» lien très fortement serré. Si ces parties se recollent » bien et que, l'année d'après, l'arbre ait repris la solidité de sa tige, l'enfant est guéri ; si au contraire, la » fente ne s'est pas soudée, on peut prédire que l'enfant » restera hernieux pendant toute sa vie (1). »

On en fait autant, dans les Ardennes, pour les enfants hernieux (2).

C'est sans doute cette pratique que condamnait en Italie saint Bernardin de Sienne (mort en 1444) quand il écrivait : « Faire passer les enfants dans des racines de chêne creuses, ou par un trou nouvellement fait, afin de les guérir de certaines maladies (3). » — En Portugal, à Coimbre, nous trouvons le rite pratiqué le matin de la Saint-Jean, sans doute pour lui donner plus de vertu. Dans un chêne fendu tout exprès on passe l'enfant hernieux, nu et la tête la première : il doit être tenu par un garçon appelé Jean et reçu par une fille appelée Marie. L'opération est accompagnée de ce dialogue : « Jean : Tiens là, Marie ! — Marie : Que me donnes-tu, Jean ? — Jean : Un enfant hernieux — pour que tu me le rendes sain — à la louange de saint Jean. » On lie ensuite l'arbre, et si sa blessure se cicatrise, l'enfant guérit (4).

Comme l'Allemagne est le pays où les traditions populaires ont été recueillies et étudiées avec le plus de zèle, j'aurais beaucoup d'exemples analogues à citer (5). Je

(1) *Bulletin de la Société d'Anthropologie de Paris*, 4e sér. T. I, (1890), p. 896.

(2) Meyrac, *Traditions, etc. des Ardennes*, Charleville, 1890, p. 150.

(3) Tom. I. *Serm. I in Quadrag.*, art 3, c. 2. — J'emprunte cette référence au curé Thiers, *Ibid.*, T. I, p. 392.

(4) F. A. Coelho, dans la *Revista d'Ethnologia*. Fasc. II-III, Lisbonne, 1881, p. 78.

(5) J. Grimm, *Deutsche Mythologie*, 2e édit. Gœttingue, 1844, p. 1119. — *Zeitschrift für deutsche Mythologie*, T. II, Gœttingue, 1855, p. 141, — Kuhn et Schwartz, *Nord-deutsche Sagen*, Leipzig, 1848, p. 443-444. — Schindler,

me borne à noter qu'il s'agit presque toujours d'enfants hernieux, et qu'au rite primitif s'ajoutent des circonstances qui en augmentent la vertu : le silence de ceux qui prennent part à la cérémonie, — la date choisie qui est une nuit sacrée, soit celle du Vendredi-Saint, soit celle de Noël, soit celle de la Saint-Jean, et dans ce dernier cas ceux qui font le passage à travers l'arbre doivent s'appeler Jean ; — quelquefois l'opération doit être faite par deux jumeaux — souvent il faut passer l'enfant par l'arbre trois fois. Le rite de passer l'enfant par l'arbre fendu s'appelle en allemand *bœgeln.* — On en raconte autant des Lithuaniens du royaume de Prusse (1), par exemple à Ragnit (2). — Dans une forêt allemande, le Sullingswald, la cérémonie avait donné lieu à une parodie facétieuse et lucrative. Il y avait un vieux chêne dans le tronc duquel s'était formé un trou : les charbonniers qui habitaient cette partie de la forêt forçaient le passant à passer par ce trou ou bien (ce qu'il préférait d'ordinaire) à se racheter par un petit cadeau (3).

En Angleterre l'arbre employé pour cette cérémonie était ordinairement un frêne (4). Deux fois (dans les comtés de Warwick et de Sussex) nous avons constaté

*Der Aberglaube des Mittelalters*, Breslau, 1858, p. 180-181. — Strackerjan, *Aberglaube aus dem Herzogthum Oldenburg*, Oldenbourg, 1867, T. I, p. 73, — Wuttke, *Der deutsche Volksaberglaube*, 2e édit. Berlin, 1869, p. 317 (§ 503). — Busch, *Deutscher Volksglaube*, Leipzig, 1877, p. 46, — C. Meyer, *Der Aberglaube des Mittelalters*, Bâle, 1884, p. 105.

(1) Bastian, *Der Mensch in der Geschichte*, III, 196, cité par Happel, *Die Anlage des Menichen zur Religion*, Haarlem, 1877, p. 47 et 180.

(2) *Mittheilungen der litanischen litterarischen Gesellschaft*, T. I, n° 6, Heidelberg, 1883, p. 396-397, note.

(3) J. W. Wolf, *Beitræge zur deutschen Mythologie*, T. I. Gœttingue et Leipzig, 1852, p. 241.

(4) Gomme, *Popular Superstitions*, (Volume faisant partie de *The Gentleman's Magazine Library*), Londres, 1884, p. 185-186. — *Choice Notes from Notes and Queries*, Londres, 1859, p. 88. — *Folk-Lore Record*, T. I, Londres, 1888, p. 40. — Grimm, *Deutsche Mythologie*, 2e édit. p. 1119.

cette circonstance qu'il était convenu qu'on ne toucherait plus à l'arbre après l'avoir fendu et rejoint : on pensait en effet — c'est un cas fréquent de « sympathie » — que la vie de l'enfant serait désormais attachée à celle de l'arbre et que, l'arbre détruit, l'enfant, même devenu homme, devrait mourir par contre-coup, ou bien que l'infirmité reparaîtrait. Dans les détails que l'on donne sur la pratique du Sussex, on mentionne que l'enfant devait être passé dans l'arbre fendu, neuf jours de suite, au lever du soleil. Dans le comté de Surrey, un houx était employé au même effet dans le commencement de ce siècle (1).

Chez les Slaves du Sud, M. Krauss nous assure que l'usage de passer par un arbre troué ou fendu ne se rencontre que d'une façon sporadique et dans les cas de fièvre : mais il décrit pour les enfants hernieux la pratique suivante qui dérive évidemment de la précédente et en est une atténuation :

« Quand un enfant est atteint de hernie, la mère, en » société d'une autre femme, le porte à un cornouiller et » le place, tête en bas, contre l'arbre, de façon que la tête » touche la terre et les pieds touchent l'arbre. L'amie de » la mère emporte alors l'enfant sans se retourner (2) et » la mère, avec une sorte de foret, perce trois trous » dans l'arbre à l'endroit où les pieds de l'enfant ont » porté. Dans le premier trou elle enfonce un coin de » hachoir en disant : « Si tu es de bois, voici du bois » pour toi ! » Dans le second trou elle enfonce un coin

(1) *Notes and Queries*, n° du 17 janvier 1885, p. 46. — Un exemple tout récent du Somersetshire est cité dans le n° du 16 avril 1887 du même recueil, p. 318, mais on ne dit pas de quel arbre il s'agit.

(2) C'est encore un rite supplémentaire pour que le mal qu'on laisse derrière soi ne vous reprenne pas.

» fait avec le bois de la saillie du toit en disant : « Si tu » es de fer, voici du fer pour toi ! » Dans le troisième » trou elle verse de l'eau en disant : « Si tu es d'eau, » voici de l'eau pour toi ! » Le rite se répète trois jours » de suite (1). »

(1) Fr. S. Krauss, *Volksglaube der Südslaven*, Münster i. W. 1890, p. 38

## CHAPITRE II

### LE TROU DANS LA TERRE ; LE CERCLE DE GAZON.

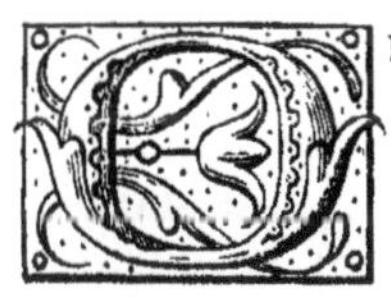

N a vu plus haut que saint Éloi défendait de faire passer les bestiaux par un trou de la terre *(per terram foratam)*. Vers le même temps, Théodore, archevêque de Cantorbéry (mort en 690), condamnait cet usage appliqué aux enfants : il ne le punissait du reste que d'une peine très légère : « Si quis, pro sanitate filioli, per foramen terræ exierit, illudque spinis post se concludat, XI dies in pane et aqua pœniteat (1). »

Burchard, évêque de Worms (mort en 1025) répète la même condamnation : « Fecisti quod quædam mulieres facere solent? Illas dico quæ habent vagientes infantes ; effodiunt terram, et ex parte pertusant eam, et per illud foramen pertrahunt infantem, et sic dicunt vagientis infantis cessare vagitum. Si fecisti aut consensisti, quinque dies in pane et aqua pœniteas (2). »

(1) Ch. XXVII, § 10 : Kunstmann, *Die lateinischen Pænitentialbücher der Angelsachsen*, Mainz, 1844, p. 76. Se trouve aussi dans Wasserschleben, *Die Bussordnungen der Abendlændischen Kirche*, Halle, 1851, p. 597.

(2) Friedberg, *Aus deutschen Bussbüchern*, Halle. 1868, p. 92, d'après Migne, *P. trol. Lat.* T. CXL, p. 974.

Le rite de passer dans un trou de la terre pour se débarasser d'une maladie ne nous paraît guère s'être conservé, sinon sous une forme chrétienne. En Bavière, on cite un trou de ce genre pratiqué et maçonné derrière l'autel dans l'église de Dietramszell; et à Trostberg on se guérit du lumbago en passant par un trou haut de trois pieds près de l'église de Saint-Wolfgang (1). — En France, à Montaillaud, dans le Berry, on va à la fontaine de sainte Rodène pour se guérir de la migraine et on passe la tête dans une excavation du sol (2).

« On voit encore aujourd'hui, dans les chenevières de » Montaillaud, une fontaine qui porte le nom de sainte » Rodéne, et qui n'a cessé d'être un objet de dévotion. » Cette fontaine, assez semblable aux citernes de nos » maraîchers, est entourée de 4 murs dans l'un desquels » est encastrée une image imparfaite de la sainte. On y » vient d'assez loin pour la migraine; mais le malade » qui veut obtenir sa guérison doit placer sa tête dans » une légère excavation naturelle ou factice de la paroi » de droite, et se tenant suspendu au-dessus du bassin, » à l'aide d'une flèche de fer plantée dans la muraille » tant à cette intention que pour aider à puiser l'eau. » Cette manœuvre, exigeant une certaine adresse, n'est » pas sans danger, et il y a peu d'années, une jeune fille » se noya, dit-on, en voulant l'exécuter. J'omets à » dessein plusieurs grossières superstitions, répudiées » par l'Église... »

Si l'on ne peut faire un trou dans la terre pour y passer ou y faire passer l'enfant, il est évident qu'on obtiendra le même résultat en détachant du sol ce qu'on pourrait appeler un trou de terre. C'est le résultat qu'on obtient, en Danemark, en découpant une bande circulaire de gazon. Dans la partie occidentale du Jutland, quand un enfant

(1) Hœfler, *Volksmedizin etc.*, Munich, 1888. p. 42.

(2) Veillat, *Pieuses légendes du Berry*, Châteauroux, 1864, p. 72.

est rachitique, le père va le jeudi à minuit au cimetière; il coupe un morceau circulaire de gazon en laissant un trou au milieu par où l'enfant puisse aisément passer. En retournant à la maison, il ne doit ni saluer personne ni parler à personne. Rentré chez lui, on prend l'enfant, et, sans que personne dise mot, on fait passer l'enfant trois fois, de droite à gauche, à travers le gazon. Ensuite le père reporte le gazon au cimetière. Si le gazon reprend vie et pousse de nouveau, l'enfant guérira; s'il se flétrit, il n'y a pas d'espoir. Dans un autre endroit, c'est au coucher du soleil que l'on enlève le gazon au cimetière. La même cure se fait pour les animaux auxquels on a jeté un sort : on fait alors le cercle de gazon assez grand pour qu'il y puisse passer même un cheval (1).

La même pratique se rencontre dans l'antiquité scandinave que nous connaissons par les *sagas*, quoique dans un but tout autre qu'un but curatif : c'est ce qu'on appelait en norrois *ganga undir jardarmen* litt. « passer sous le lien de terre ». On le rencontre dans deux circonstances. D'abord dans un rite de fraternisation : quatre hommes coupaient une bande de gazon qui restait attachée à la terre par ses deux extrémités. Cette bande dressée était appuyée à une lance assez haute pour que les quatre hommes pussent passer. Une fois passés, ils se tailladaient la peau, faisaient couler leur sang sur le gazon et, à genoux, ils se juraient qu'ils se vengeraient l'un l'autre. Ailleurs, et dans une autre *saga*, un homme offensé déclare qu'il ne veut pas d'indemnité en argent : il veut que son ennemi Jökull passe sous trois bandes de terre, comme c'est l'usage après de grands méfaits « et

(1) Voir les textes réunis par M. Nyrop dans la *Dania*, T. 1, n° 1. Copenhague, 1890, p. 5 et suiv.

s'humilie ainsi devant moi (1). » Ces rites ont été expliqués comme un symbole de nouvelle naissance (par MM. Pappenheim et Weinhold); M. Nyrop veut y ajouter une idée de purification.

(1) Voir les textes réunis et discutés par M. Nyrop dans la *Dania*, T. I, n° 1, p. 24 et suiv. et n° 4 (1892), p. 310. Voir aussi M. Weinhold dans la *Zeitschrift des Vereins für Volkskunde*, T. II, n° 1, Berlin, 1892, p. 49.

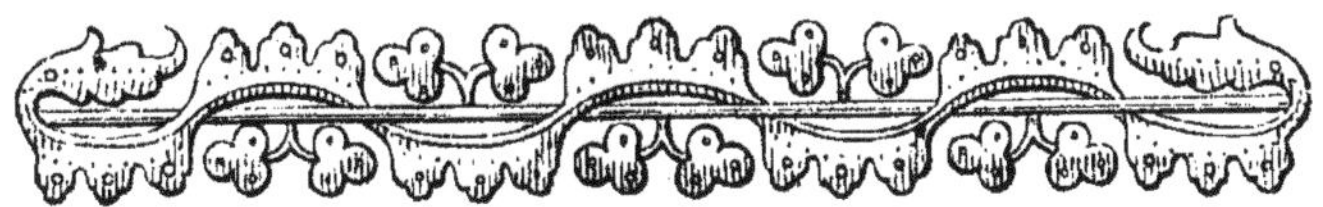

# CHAPITRE III

## PIERRES ET ROCHERS A TROU.

Les monuments mégalithiques qui ont survécu à la destruction des siècles nous offrent des exemples de ce vieux rite médical. Ils sont assez rares, pour deux raisons sans doute : la première c'est que le rite était proscrit par l'Église quand il s'agissait de rochers, de pierres et d'arbres, tandis qu'elle le laissait pratiquer librement quand il s'agissait de châsses des saints ou de tout autre objet sacré ; la seconde, c'est qu'on n'a relevé que fort tard et d'une façon accidentelle les traditions et les légendes relatives aux monuments mégalithiques : Les archéologues auraient, pour la plupart, cru déroger en s'occupant de ces superstitions (1).

Je laisse, ici, de côté la question de savoir pourquoi un certain nombre de dolmens sont munis d'un trou ou d'une fente. Ce que nous appelons dolmen était origi-

(1) C'est le rite pratiqué dans les pierres trouées qui m'a amené à cette étude d'ensemble. Je me propose, depuis de longues années déjà, d'étudier les légendes et les superstitions dont les monuments mégalithiques sont l'objet, et j'ai réuni les matériaux d'un livre que j'espère rédiger quelque jour.

nairement une chambre sépulcrale, et le trou peut avoir deux significations : ou bien permettre à l'âme d'aller et de venir, ou bien permettre aux vivants de nourrir l'âme, de même que les Grecs faisaient couler du sang ou du lait dans les tombes des héros ou de leurs grands morts. Il faut seulement remarquer que le rite du passage dans le trou n'a pu s'appliquer ici qu'après que la sépulture a été violée et vidée et que les pierres du monument funéraire sont restées seules debout, quand le peuple (nouvel occupant peut-être) avait oublié que ces pierres étaient autrefois des tombeaux.

A l'époque où l'on croyait (superstition de savants ! *Idola scholæ* !) que les dolmens étaient les tables de sacrifice des druides, M. Chaudruc de Crazannes, parlant des dolmens de la Saintonge, écrivait : « Cette ouverture ou trou, au centre des tables des dolmens, paraît y avoir été pratiqué à dessein, peut-être dans le but de procurer l'écoulement du sang des victimes. On le remarque sur plusieurs de ces monuments : ses dimensions varient beaucoup : il est quelquefois assez grand pour que l'on y puisse faire passer un enfant nouveau-né, pratique encore observée par nos villageois superstitieux, à l'égard de leurs enfants qu'ils croient préserver ainsi de tout mal présent et futur (1). »

Voici un exemple plus caractéristique, provenant du département de l'Oise :

« Le plus connu de ces monuments est le Dolmen de » la garenne de Trie-Château..... Il est appelé dans le » pays la *Pierre des Druides* ou *les trois Pierres*, bien » qu'il soit composé de quatre parties.....

» Ce dolmen a été gravé dans le frontispice de l'Atlas » qui accompagne la *Description du Département de*

(1) *Bulletin Monumental*, T. I, 1834, p. 58, note, cf. p. 51.

» *l'Oise*, par Cambry. On en voit aussi une figure mé-
» diocre, pl. V, n° 53, des *Monuments Celtiques* du même
» auteur. Il est représenté avec plus d'exactitude dans
» le *Voyage Pittoresque de l'ancienne France*, de
» MM. Taylor et Nodier. Enfin M. de Caumont le re-
» produit, pl. II, fig. 2, p. 77, 1re partie de son *Cours*
» *d'Antiquités monumentales*.

» ..... On expose les nouveau-nés sur la table; d'autres
» font passer leurs enfants âgés de dix ans par le trou,
» de dehors en dedans et la tête la première; ou leur ôte
» la fièvre s'ils l'ont; ou bien ils en sont préservés pour
» l'avenir; le procédé n'est efficace d'ailleurs que pour
» les habitants des villages de Trie-Château, de Trie-la-
» Ville, et de Villers-sur-Trie, qui formaient autrefois
» une seule commune. Si on le pratique en hiver, on
» devient plus malade au lieu de guérir; ces croyances,
» quoiqu'affaiblies, subsistent encore dans le pays (1). »

A Ymare, un dolmen situé sur la limite des départements de l'Eure et de la Seine-Inférieure a la réputation de guérir du mal de reins. « Les malades n'ont qu'à passer sous le monument, et à y déposer une pièce de monnaie, pour être guéris. Cette tradition, paraît-il, se perd un peu (2). »

Aux dolmens il faut joindre les pierres de toute sorte, soit dressées et façonnées par la main de l'homme, soit accidents de la nature, et qui présentent une ouverture soit accidentelle, soit artificielle. Ces trous sont utilisés à des rites propitiatoires de divers genres. Ainsi, à Ancelle (Hautes-Alpes). « Près du sommet de la montagne de Faudon, pierre percée, sur laquelle existent diverses légendes. Les jeunes mariés doivent aller passer leurs bras dans l'orifice (3). » — Un tout semblable usage de

(1) *Notice Archéologique sur le département de l'Oise*, 2e édit., Beauvais, 1856, p. 6.

(2) *Bulletin de la Société d'Anthropologie de Paris*, année 1891, p. 304.

(3) *Dictionnaire Archéologique de la Gaule*, T. I, 1875, p. 57.

mariage se pratiquait à Besançon au début du XVIe siècle : Le souvenir en est resté grâce à une mention dans un procès. Dans une contestation sur des limites de juridiction, un bourgeois de Besançon avait déposé le 4 mai 1519 que ces limites étaient « à un trou ou pertuis qui est entre les colonnes de pierre qui sont en la montagne où est assise l'église de Saint-Etienne, auquel trou ou pertuis l'on a coutume mener les espousés qui se font au dit Besançon, le lendemain de leurs nopces, et illec, en manière d'ébatements, l'on leur fait boucler leurs pieds en icelluy trou ou pertuis (1). » — C'est l'occasion de citer la pierre qui servait de base à une croix située à l'entrée du bourg de Cressac (Creuse). « Elle conserve, écrivait en 1816, M. Richard, membre de l'Académie Celtique, la vertu de faire marier dans l'année les personnes qui ne craignent point de se coucher ventre contre terre, pour passer sous le rocher assez élevé qui forme le monument (2). » — Ce n'est pas le seul genre de pratiques dont les monuments mégalithiques et les pierres soient l'objet à l'occasion des mariages ; mais nous ne voulons pas nous éloigner du point particulier de notre étude.

Un vieux sanctuaire (populaire) du Languedoc va nous montrer ces cérémonies sur une large scène. En voici la description faite au commencement de ce siècle par M. Clos (3) :

« Sur le haut d'une montagne qui s'élève à peu de

(1) *Revue des Sociétés Savantes*, 5e Sér. T. I, p. 540, d'après les *Mémoires de la Société d'Emulation du Doubs*, 4e Sér. T. IV, Besançon, 1868, article de M. Castan.

(2) Cité par M. L. Duval, *Esquisses Marchoises*, Paris et Guéret, 1879, p. 130, note.

(3) *Mémoires de la Société des Antiquaires de France*, T. I, 1817, p. 428 et suiv.

» distance de la petite ville de Dourgne (Tarn), est une
» plate-forme irrégulière d'environ huit à neuf cents pas
» de diamètre sur laquelle sont plantées, autour d'une
» croix, plusieurs pierres brutes de deux, trois, quatre
» et cinq pieds de hauteur hors de terre. La presque
» totalité de ces pierres est percée de trous de différents
» diamètres.....

« Tous les ans, et depuis un temps immémorial, le
» 6 août, jour de la fête de Saint Estapin, un peuple
» immense se rassemble à Dourgne et dans les environs.
» Les boiteux, les paralytiques, les aveugles, les malades
» de tout genre, viennent y chercher la guérison de leurs
» infirmités. Ils partent de grand matin des villages où
» ils ont couché, et des prairies où ils ont été obligés de
» bivouaquer; car ils sont en grand nombre, et se rendent
» au temple consacré à saint Estapin. Ce temple est
» situé dans une gorge qui s'ouvre vis-à-vis de la ville
» de Dourgne et au midi de la montagne. Les pèlerins
» font neuf fois le tour du temple et se rendent ensuite
» sur la plate-forme. Là, chacun trouve remède à son
» mal. Il suffit pour cela d'introduire dans un des trous
» pratiqués dans les pierres du monument, le membre
» affligé auquel ce trou est destiné. Il y en a de différents
» calibres pour la tête, la cuisse, la jambe, le bras, etc.
» Cette cérémonie faite, on assure que les boiteux
» marchent droit, que les aveugles voient, que les para-
» lytiques recouvrent l'usage de leurs membres...

» Le temple est le dépôt des béquilles et autres in-
» struments devenus inutiles aux miraculés. C'est dans le
» temple aussi que se déposent les offrandes apportées
» par eux, et calculées sans doute plutôt d'après leurs
» moyens respectifs que d'après l'importance du membre
» dont ils ont recouvré l'usage.

» Lorsque cette première épreuve n'a pas réussi, les
» pèlerins ont recours à la fontaine de Moniès ou de
» Saint-Jean. Cette fontaine est située dans la gorge qui
» suit immédiatement celle où est bâti le temple de Saint-
» Estapin... C'est surtout le jour de la Saint-Jean
» qu'elles jouissent de la plénitude de leur vertu cura-
» tive. Aussi ce jour-là, disent les habitants, elles des-

» cendent à flots, elles bouillonnent dans le bassin, et
» le soleil danse à son lever... Au devant de la fontaine
» se trouve une croix ; et toutes les fois que j'ai été dans
» ce lieu, j'ai trouvé des femmes et des enfants en prière,
» embrassant la croix ou occupés à des ablutions pieuses.
» On lave les yeux pour recouvrer la vue, les oreilles,
» la tête et les autres parties. Les linges qui ont servi
» à ces ablutions restent étendus sur les buissons voi-
» sins. »

J'ai reproduit ce récit, malgré sa longueur, parce qu'on y voit en action le spectacle religieux et le pèlerinage médical qui se passaient au même endroit avant l'introduction du christianisme, ce qui se passait là au temps des Gallo-Romains, et avant ceux-ci au temps des Gaulois, et plus anciennement même sans doute que l'arrivée des Gaulois, chez les aborigènes innommés de notre pays. On y voit le culte au sommet de la montagne; la date du 6 août, fête d'un saint local, a remplacé le 1^er^ août, date d'une des grandes fêtes des Celtes payens; les pierres n'ont pas changé d'emploi : on les a conciliées avec le christianisme, et protégées en même temps que purifiées, en plantant une croix au milieu d'elles. Près de là une fontaine, car il y a toujours une fontaine près d'un lieu sacré, pour les lustrations et les ablutions; on en rattachait surtout la vertu à la grande fête du solstice d'été dont a hérité le culte de saint Jean. Quant à la vivacité et à la persistance de ce culte, quand les missionnaires chrétiens essayèrent, mais en vain, de le déraciner, on peut aisément en juger par ce qui s'est passé à une époque toute rapprochée de nous. « Ce prodigieux concours (dit M. Clos) étant devenu la cause de scandales et de débauches, le temple de Saint-Estapin fut fermé en 1764, par arrêt du parlement de Toulouse. Il fut rouvert quelque temps après. La Révolution le ferma de nouveau. On l'a rouvert depuis, ou du moins le culte a été repris avec zèle. »

Je n'entrerai pas dans la question des « pierres à écuelles » ou « à bassins » (et quelquefois aussi pierres « à trous » mais d'une façon impropre), car il ne s'agit pas de pierres percées de part en part. Je ne parlerai pas non plus des pierres sur lesquelles on voit une empreinte de pied (le plus souvent d'un saint) sur laquelle ou dans laquelle on met son propre pied pour la guérison d'une maladie ou pour toute autre faveur. Je citerai seulement, moins par son rapport avec notre sujet, que parce que J. Grimm, et, à sa suite, divers écrivains l'ont mentionnée dans la question qui m'occupe, la « pierre de saint Fessé », en Poitou. Il serait inutile de chercher le nom de ce saint dans le calendrier. La pierre ayant une vertu curative, on a naturellement à l'époque chrétienne attribué cette vertu à un saint, et, par une définition expressive, on a pris le nom du saint dans la partie du corps qui joue le principal rôle dans le rite (1).

« Les enfants trop faibles reprennent des forces, » lorsqu'ils ont été assis dans le trou de la pierre saint » Fessé, où se trouvent toujours quelques pièces de » monnaie destinées à ceux qui viennent y prier. Cette » pierre informe, placée au milieu d'un champ, est res- » pectée par les laboureurs, et la charrue laisse un espace » libre à l'entour. Pendant la Révolution, disent les » paysans des environs, les gens du district (2) la firent » enlever. Mais le lendemain ils furent bien étonnés

(1) C'est ainsi que saint Accroupi est le saint sur la figure duquel (il s'agit, bien entendu, de sa statue) on s'accroupit pour lui faire baiser — et partant guérir — ses hémorrhoïdes. J'ai étudié cette catégorie de saints aux noms populaires dans *Mélusine*, T. IV et V, dans une série d'articles intitulés « l'Étymologie populaire et le Folk-lore. »

(2) C'est-à-dire les administrateurs du district au nom du gouvernement révolutionnaire.

» quand ils virent qu'elle était retournée toute seule à la » même place (1). »

Outre-Manche, c'est surtout en Cornouaille que nous retrouvons ce rite, probablement parce que c'est en Cornouaille que se sont surtout conservés les monuments mégalithiques. Ce sont surtout des enfants rachitiques que l'on passe par le trou de ces pierres ; pourtant, quand le trou est assez grand, les adultes en profitent également (2). Dans les Hautes-Terres d'Écosse à Applecross, on passait la tête dans une pierre trouée pour se guérir. La pratique a été formellement condamnée comme superstitieuse, en 1656, par les Anciens de la paroisse (3); mais elle a sans doute survécu à cette prohibition. — En Irlande, on cite le *Cloch-a-Phoill* « pierre du trou », à Tullow (comté de Carlow): on y passe les enfants malingres (4); et la pierre de saint Dulan à Ardmore (comté de Waterford) : celle-ci est un grand bloc plat qui, suivant une légende fréquente chez les Celtes, aurait servi de bateau au saint pour venir dans l'endroit : ce bloc est appuyé sur d'autres, de sorte qu'on peut passer dessous, ce qu'on ne manque pas de faire le jour de la fête du saint pour se guérir de toute

(1) Article de M. Guerry dans les *Mémoires de la Société des Antiquaires de France*, T. VIII, 1829, p. 455. M. Guerry a négligé de dire dans quelle localité se trouve cette pierre.

(2) M. Lukis, cité dans l'*Academy*, n° du 20 mars 1880, p. 219 ; Gomme, *Popular Superstitions* (un des volumes de *The Gentleman's Magazine Library*). Londres, 1884, p. 186. — W. G. Black, *Folk-Medicine*. Londres, 1883, p. 66.

(3) Le texte de cette délibération a été publié par M. A. Mitchell dans les *Proceedings of the Society of Antiquaries of Scotland*, T. IV, Édimbourg, 1862, p. 256.

(4) Ryan, *History, etc. of the County of Carlow*, Dublin, 1833, cité dans Gomme, *Archæology*, T. II, Londres, 1886, p. 44. Cet article, réimprimé du *Gentleman's Magazine*, est de M. Brash qui cite, à cette occasion, d'autres pierres à trou d'Irlande, mais sans qu'on sache s'il s'y rattache des usages.

maladie (1). — J. Grimm a donné un exemple de pierre trouée pour l'Allemagne d'après un écrivain de la fin du XVIe siècle (2). — En Suisse, on cite une pierre, probablement dans un lieu de pèlerinage, appelée Pierre de saint Meinrad. Les pèlerins passent leur jambe droite dans le trou de la pierre, en disant leur *Pater*, et leur fatigue s'en va aussitôt (3). — En Grèce, dans le Péloponnèse, on attribue des vertus curatives aux rochers fendus par la foudre (ἀστραπόβολα); on passe par ces fentes les enfants malades ou malingres dans l'espoir de les guérir (4). — En Syrie, un voyageur, M. M. Hartmann, a signalé deux pierres de ce genre : l'une d'elles présente un certain nombre de petits trous où l'on passe les doigts malades ou douloureux : l'autre présente deux plus grands trous en forme de lunettes : on y passe le bras pour les douleurs de bras ; et le poli du trou de la pierre montre combien le remède est ordinaire (5). — En Asie-Mineure, M. Nicolaïdès a observé aux environs d'Everek (dans l'ancienne Césarée) un rocher troué naturellement : on passe à travers cette ouverture pour se guérir de la toux (6).

J'ai lu dans plus d'un livre qu'il existe dans l'Inde des pierres trouées où l'on passe pour symboliser une nouvelle naissance, et on y a vu aussitôt une représentation

(1) *Folk-Lore Journal*, T. V, Londres, 1887, p. 72.

(2) J. Grimm, *Deutsche Mythologie*, 2e édit. p. 1118.

(3) Lütolf, *Sagen, Bræuche, etc.*, p. 270, cité par M. Nyrop dans la *Dania*, t, I, no 1, p. 28.

(4) Politis, *Δημώδεις μετεωρολογικόι μῦθοι*, Athènes, 1880 (Extrait du *Parnasse*) p. 3.

(5) *Zeitschrift des Vereins für Volkskunde*, t. I, Berlin, 1891, p. 101.

(6) Nicolaïdès et Carnoy, *Traditions populaires de l'Asie Mineure*, Paris, 1889, p. 338.

du *yoni* le symbole correspondant au phallus (1). Liebrecht a fait état de ces assertions (2); mais je dois remarquer qu'elles émanent d'écrivains européens d'Europe, et qu'une question faite sur ce sujet même dans un des premiers numéros des *Panjab Notes and Queries* est restée sans réponse (3). Je laisse donc ces exemples de côté, non pas que je doute du fait lui-même — car les choses doivent se passer dans l'Inde comme ailleurs; — mais je voudrais savoir si l'idée de nouvelle naissance et le symbolisme du *yoni* ne sont pas une *interprétation* du rite par les écrivains qui l'ont rapporté.

(1) Voir par exemple : Conder, *Heth and Moab*, Londres, 1883, p. 293; — Gomme, *Archæology* (dans *The Gentleman's Magazine Library*), T. II, Londres, 1886, p. 52.

(2) Dans son livre *Zur Volkskunde*, Heilbronn, 1879, p. 398.

(3) T. I, nº 5 (Février 1884) p. 50.

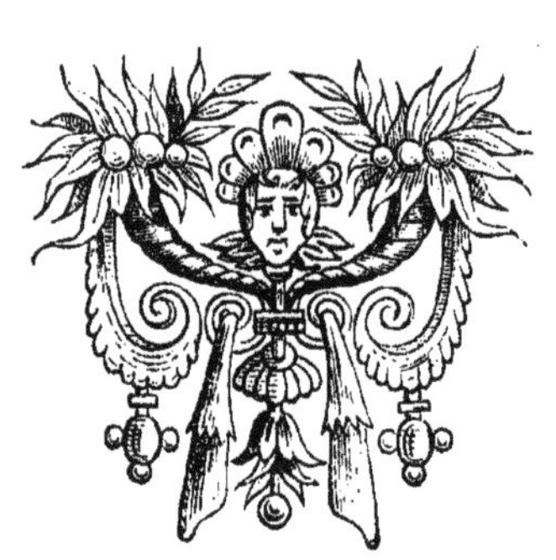

# CHAPITRE IV

## PASSER SOUS LA CHASSE DU SAINT ET SOUS LE RETABLE DE L'AUTEL.

Nous n'avons jusqu'ici parlé que de cérémonies pratiquées en dehors de l'Église et le plus souvent malgré l'Église; il nous reste à parler de rites acceptés par l'Église parce qu'ils avaient pris une forme chrétienne et s'appliquaient à des objets sacrés et aux reliques des saints. Le populaire ne demandait qu'à passer par un trou et voyait là le grand moyen de se guérir de ses maux : les hommes d'église voyaient le culte rendu aux reliques et aux objets sacrés, l'invocation aux pouvoirs des saints et de leurs restes vénérés. Quelqu'un a dit, autrefois, que les droits des peuples et des rois ne s'accordent jamais mieux que dans le silence : on ne saurait mieux appliquer cette maxime qu'à ces compromis tacites entre les pratiques indestructibles de la piété populaire et les distinctions toujours prêtes d'une théologie ingénieuse. Et puis, comme on dit en italien, *il tempo e galant' uomo*, ce qui, en bon français, signifie à peu près : « le temps est opportuniste... » et l'Église l'est aussi.

A peine l'Église est-elle organisée sur les ruines de la religion gréco-romaine que, grâce au bavardage de Grégoire de Tours, nous connaissons trois exemples de notre rite : le premier à Rome, et il s'agit du tombeau de saint Pierre au Vatican. Nous citons le passage en entier parce qu'on y voit en même temps une sorte d'ordalie. Le fidèle laisse dans le caveau une pièce de vêtement qu'on retire quelque temps après : si, quand on la retire, elle pèse davantage (c'est-à-dire si elle s'est imprégnée suffisamment d'humidité), c'est signe que le fidèle ou le malade sera exaucé. « Hoc enim sepulcrum » sub altare collocatum, valde rarum habetur. Sed qui » orare desiderat, reseratis cancellis, quibus locus ille » ambitur, accedit super sepulcrum; et sic fenestella » parvula patefacta, immisso introrsum capite, quæ ne- » cessitas promit efflagitat. Nec moratur effectus, si peti- » tionis tantum iusta proferatur oratio. Quod si beata » auferre desiderat pignora, palliolum aliquod momen- » tana pensatum iacet intrinsecus; deinde vigilans ac » ieiunans, devotissime deprecatur, ut devotionis suæ » virtus apostolica suffragetur. Mirum dictu! Si fides » hominis prævaluerit, a tumulo palliolum elevatum ita » imbuitur divina virtute, ut multo amplius, quam prius » pensaverat, ponderetur; et tunc scit qui levaverit, » cum eius gratia sumpsisse quod petiit (1). » Le second exemple est en Auvergne, à Clermont-Ferrand, près du sépulcre de saint Vénérand. « Est ibi et sepulcrum ipsius » sancti Venerandi episcopi... super quod caput per » fenestellam quicumque vult immittit, precans quæ » necessitas cogit, obtinetque mox effectum si iuste

(1) *In gloria Martyrum*, I, 27, édit. Arndt et Krusch (ch. 28, édit. Ruinart et Migne).

» petierit. (1) » Le troisième se passe à Tours au tombeau de saint Martin et le miraculé est Grégoire lui-même ; » quodam vero tempore lingua mihi graviter inriguerat, » ita ut plerumque dum loqui velim, balbutire me » faceret, quod non mihi sine inproperio erat. Accessi » autem ad tumulum sancti ac per lignum cancelli linguam » impeditam traxi ; protinus tumore conpresso, conva- » lui (2). » Ce dernier témoignage est particulièrement intéressant en ce qu'il montre un homme d'église, un évêque, un des hommes les plus éclairés de son temps, recourant pour lui-même aux rites de la médecine traditionnelle.

Cette pratique devait être, au moyen-âge, chose de tous les jours : on peut en juger par le nombre des localités où elle s'est conservée, presque jusqu'à notre temps. On en jugera par les exemples suivants; nous commençons par la France.

« A Ivry, près de Paris, est la chapelle de saint Frambour : derrière l'autel sont des pierres sur lesquelles se reposait le saint quand il était fatigué. Là est une ouverture carrée par où les fidèles croyans passent leur tête, et, après s'être tenus quelque temps dans la posture courbée que nécessite le passage de la tête, et s'être appuyés sur une statue du saint, ils vont boire de l'eau d'une citerne voisine, et puis ils sont guéris de la maladie qu'ils peuvent avoir (3) » — « La Croix-Saint-Ouen (Oise) est le but d'un pèlerinage très remarquable. On y invoque saint Ouen contre la surdité. La formule

(1) *In gloria confessorum*, ch. 36, édit. Arndt et Krusch, (ch. 37, édit. Ruinart et Migne).

(2) *De virtutibus S. Martini*. Liv. IV, ch. 2.

(3) *Mémoires de la Société des Antiquaires de France*, t. I, 1817, p. 430, note. — Cf. *Dictionnaire des pèlerinages*, dans la collection Migne, t. I, Paris, 1850, col. 782.

usitée pour obtenir l'intercession de ce saint est fort singulière. On fait descendre dans un caveau les personnes affligées de surdité. On leur fait passer la tête dans une niche de pierre, et c'est dans cette position qu'on leur fait implorer l'assistance du saint (1). » — C'était pour des migraines et des névralgies qu'on passait la tête dans le trou d'un sarcophage antique conservé dans l'église de Saint-Loup, à Montagnac (Lot-et-Garonne). « A en juger par le poli de la cassure, un nombre infini de personnes ont accompli cette pratique superstitieuse (2). » — Il en est encore de même à Saint-Victurnien (Haute-Vienne), « Le maître-autel est placé sur le tombeau du saint, et derrière cet autel sont deux ouvertures circulaires par lesquelles on peut plonger la vue dans l'intérieur du sépulcre, et où les pèlerins passent leur tête par dévotion (3). »

Pour répondre aux besoins de la piété populaire, on avait, dans plus d'une église, ménagé un passage dans la maçonnerie au-dessous du tombeau ou du cénotaphe du saint. A Saint-Dizier (Haut-Rhin), où l'église date du XIe siècle (4), une ouverture en plein cintre permettait de

(1) *Dictionnaire des pèlerinages*, t. I, col. 536. — C'est à son nom que saint Ouen doit d'être invoqué par les sourds qui veulent *ouïr*. Dans les articles précités de *Mélusine*, nous avons étudié les saints invoqués ainsi par la suggestion de leur nom. A Saint-Ouen-sur-Seine, près de Paris, où l'on conservait un doigt du saint évêque Ouen, on faisait passer ce doigt près des oreilles des personnes atteintes de surdité. *Dict. des Pèler.* t. II, col. 145.

(2) *Revue des Sociétés savantes*, 5e série, t. VIII, 1874, p. 159.

(3) *Ibid.* p. 160. — Cet article est de M. l'abbé Arbellot.

(4) Voir un article de M. A. de Barthélemy, *Les tombeaux de l'église de Saint-Dizier*, dans le *Bulletin de la Société Belfortaine d'Emulation*, Belfort, 1875. Cet article est la nouvelle édition d'une étude publiée antérieurement dans les *Annales Archéologiques* de Didron, t. XXVI, 1869, p. 51-56.

passer sous un cénotaphe installé au milieu du chœur (1). Saint-Dizier avait la spécialité du traitement des fous, et le village était comme une grande maison de santé où les fous étaient en pension chez les habitants. Comme c'est au saint (à saint Dizier) que l'on demandait la

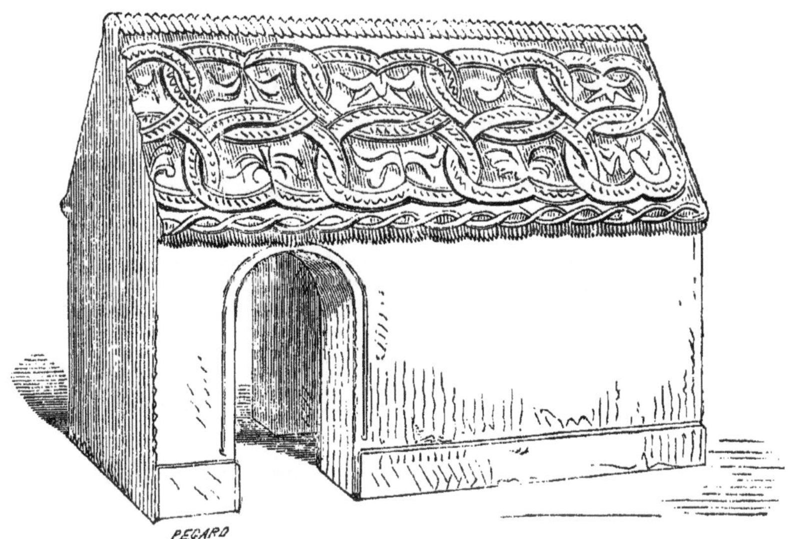


guérison, c'est le curé qui avait la direction du traitement (2). A juger ce traitement d'après nos idées modernes, on y verrait une partie religieuse : la nuit passée

(1) Nous reproduisons la gravure publiée dans le *Dictionnaire de l'architecture* de Viollet-le-Duc, t. IX, 1870, p. 45.

(2) Sur les détails de ce traitement voir : Tallon, *Le traitement hydrothérapique des fous à Saint-Dizier*, dans la *Revue d'Alsace*, t. XXXVI, 1885, Colmar et Belfort, p. 236-244 ; et Mairet, *Une neuvaine à Saint-Dizier*, dans les *Mémoires de la Société d'Emulation de Montbéliard*, t. XXI, Montbéliard, 1892, p. 285-300,

dans l'église, la messe avec l'étole aux épaules, les exorcismes, le contact de diverses reliques, le passage sous le cénotaphe ; et une partie thérapeutique : une alimentation particulière et bénite, des bains et des douches à la fontaine voisine consacrée à saint Dizier, et à la fin du traitement une saignée. Mais sur des âmes élevées dans la foi et dans la piété, les pratiques religieuses avaient un effet moral incontestable. Le traitement durait neuf jours. Saint-Dizier avait une grande réputation dans le pays voisin, non seulement de langue française, mais aussi de langue allemande ; on disait de quelqu'un qui avait l'esprit dérangé : « Il faut aller le faire passer sous les pierres de Saint-Dizier. » On y amenait aussi des protestants et on en cite parmi ces derniers qui furent guéris à Saint-Dizier. On y guérissait sans doute autant les fous que dans une maison de santé ; mais le traitement sacré cessa vers 1845 par ordre de l'autorité, sur la plainte d'un médecin du pays, le Dr Muston (1).

Un membre de l'Académie Celtique, décrivant au commencement de ce siècle les mœurs des habitants des Landes, s'exprimait ainsi :

« Je ne laisserai point à l'écart une observation que » je fis en visitant quelques églises : je remarquai des » ouvertures étroites pratiquées dans l'épaisseur d'un des » piliers ; j'appris que c'étaient des espèces de filières » appelées *veyrines*, par où l'on faisait passer les per- » sonnes attaquées de douleurs, de rhumatismes ou para- » lysie, pour les guérir ou du moins pour les soulager » dans leurs souffrances. On faisait faire d'abord au » malade neuf fois le tour du pilier, en récitant quelques » prières ; il passait ensuite la tête la première dans » l'ouverture ; puis on le poussait par les pieds. Mal-

(1) Voir *Recherches Anthropologiques sur le pays de Montbéliard*, par le Dr Muston, première partie, Montbéliard, sans date, p. 119.

» heur à celui dont l'embonpoint obstruait le passage; » ce n'était pas sans peine qu'on l'en arrachait. Il arrivait » souvent que des scènes qui devaient être très sérieuses » finissaient par être risibles (1). »

Un écrivain bordelais, M. Augier, qui a récemment repris ce sujet, assure que dans le diocèse de Bordeaux, cette pratique avait lieu dans les églises dédiées à saint Michel. « Elle consistait à faire passer les malades, principalement les enfants, par un trou pratiqué au fond de l'abside des églises dédiées à saint Michel dans lesquels se trouvait un autel érigé en son honneur. Ce trou portait le nom de *Verrine* ou *Veyrine*, mot patois qui signifie ouverture pour y voir, lucarne, trou informe, excavation naturelle où passe la lumière (2). » Malgré l'insistance et l'affluence des pèlerins, la cérémonie du passage a été abolie dans les temps modernes par l'autorité ecclésiastique. M. Augier, malgré son affirmation générale sur les églises dédiées à saint Michel dans le Bordelais, n'en cite pourtant qu'une pour le « passage du trou miraculeux : » celle de Saint-Michel-la-Rivière; mais les pièces d'archives citées à cette occasion (3) permettent de se faire une idée et de l'affluence de ces pèlerinages et de l'importance économique de ces trous. Un malade ne pouvait passer seul par le trou placé assez haut au-dessus du sol, et des gens, souvent peu recommendables, faisaient métier de l'y aider. Le premier document remédie à cet abus. Le second traite d'une ques-

(1) De Caila, *Recherches sur les mœurs des habitants des Landes de Bordeaux, dans la contrée connue ci-devant sous le nom de Captalat de Buch*, dans les *Mémoires de l'Académie Celtique*, t. IV, Paris, 1809, p. 80.

(2) Augier, *Dévotions et traditions populaires dans la Gironde*, dans les *Mémoires de la Société Archéologique de Bordeaux*, T, IX, Bordeaux, 1882, p. 125.

(3) *Ibid.*, p. 129 et suiv.

tion plus délicate. Un pèlerinage de guérison, près d'une châsse ou d'une relique, n'est pas sans être une source de profits. Un pèlerin ou un malade n'invoquera jamais le saint sans lui laisser une offrande, au moins une pièce de monnaie et quelquefois davantage. L'offrande est pour le saint ; mais le saint a ici pour représentant temporel le curé de la paroisse. Ces offrandes formaient donc un casuel important, et, dans des circonstances analogues, on a vu quelquefois des différends s'élever, tantôt entre un monastère et une église paroissiale qui se disputaient un saint de bon rapport, tantôt, comme cela a été ici le cas, entre le curé et la fabrique.

« Au XVII^e siècle, le nombre de ceux qui allaient à » Saint-Michel, pour être passés par la *Veyrine*, devait » être considérable. J'ai pu observer que, sous plu- » sieurs couches de badigeon, les murs latéraux du côté » de l'Evangile sont entièrement noircis par l'énorme » quantité de cierges que l'on y faisait brûler, après » chaque visite des malades. On conserve encore un » grand coffre-fort destiné à recevoir le linge, la cire et » autres objets offerts pour le service de l'église. Plu- » sieurs abus s'étant glissés au sujet de cette pratique » de dévotion, le cardinal de Sourdis, sur la requête de » M. Vitalis, curé de Saint-Michel, fit le règlement sui- » vant dont l'original se trouve aux Archives départe- » mentales, série G, registre 13. « Pour faire cesser et » oster désormais tous désordres en ladite église, à rai- » son du passage par ledit trou, nous défendons à tout » autre personnes de quelque qualité et condition quelles » soient, de s'ingérer cy après et avant, sçavoir à passer » les malades par le dit trou et ce sur peine d'excommu- » nication. Voulons à cet effet que notre présente pro- » hibition soit publiée au prosne des églises circonvoi- » sines et ailleurs au besoin, sera toutefois a ce que les » malades ne soient privés de leurs dévotions et du » fruict de leurs espérances. Ordonnons qu'ils seront » passés par les ouvriers de ladite église ou autres per-

» sonnes que lesdits ouvriers commettront sans pouvoir » exiger aucune chose à raison ainsi prendre et recevoir » seulement de ce qui sera librement offert par les malades ou par ceux qui les assistent ce que nous voulons estre distribué par tiers, à sçavoir une partie » pour le curé de ladite église, la seconde pour l'église » dont lesdits ouvriers tiendront compte et la troisième » pour la peine desdits ouvriers ou de ceux qu'ils commettront à cet effect. Fait à Bordeaux le 30 aoust » 1628. »

» En 1675, des contestations s'étant élevées entre le » curé et le "fabriqueur" de cette église, au sujet de » leurs droits réciproques, Mgr Henri de Béthune fit une » nouvelle ordonnance dans laquelle on trouve plusieurs » détails sur la pratique de cette dévotion. La pièce originale et conservée aux Archives diocésaines: « Henry » par la grace de Dieu etc... sur la requête à nous présentée par Maître François Chasseing, prêtre curé » de Saint-Michel-la-Rivière en Fronsadais de nostre » dioceze, par laquelle il nous exposoit qu'il y a une » *Verrine* dans son église par dévotion à Saint-Michel à » y porter les malades pour y passer et qu'a cette ocasion il s'y fait des aumosnes et offrandes par les personnes devotes soit d'argent, de cire, de linge et autres » choses, toutes lesquelles devoyent estre partagées » entre ledit curé de ladite paroisse par les ouvriers de » ladite église, au préjudice de quoy le nommé Arnaud » Dieu a présent fabriqueur a entrepris de prendre » toutes les offrandes sans en faire part au curé ce qui » n'est pas juste et raisonnable nous suppliant de donner » règlement la-dessus afin qu'il n'arrive aucun scandale » et que le peuple soit édifié..... A ces causes nous après » avoir ouy Arnaud Dieu fabriqueur de ladite église » assisté de Peychés son procureur qui a déclaré qu'il » ne contestait pas la moytié de toutes sortes d'offrandes » audit curé pour les jours de fêtes de Saint Michel de » Saint Jean Baptiste et Sainte Quitterie, mais que pour » tous les autres jours de l'année ledit fabriqueur fournissoit deux hommes pour passer les malades et qu'en » cette considération le curé ne fournissoit rien il rece-

» voit toutes les offrandes au nom dudit fabriqueur, ouy
» ledit curé, avons ordonné et ordonnons que ledit sieur
» curé et ouvriers partageront toutes les offrandes soit
» en argent, linge, bougie, cire et autres espèces et
» ordonnons que ledit sieur curé sera tenu de fournir de
» sa part un homme qu'il payera et les ouvriers ne
» seront tenus que d'en fournir un autre aux despends
» de ladite fabrique. Donné en congrégation le 14 juin
» 1675. »

« † Henry arch. de Bord^x^. »

A Saint-Léonard (Loir-et-Cher) on expose et on promène la châsse du saint le jour de sa fête, le quatrième dimanche après Pâques, après la messe... « Chacun passe dévotement sous la châsse, en priant et en se recommandant à la protection du saint. La même dévotion continue jusqu'au soir (1). » — A Poitiers on passe (ou, du moins, on passait) sous le tombeau de la grande sainte du pays, sainte Radegonde.

La Bretagne est un pays trop conservateur des croyances et des usages pour ne pas nous fournir de nombreux exemples. Un religieux capucin, parlant en 1613 de l'ancien couvent de Saint-François à Quimper, disait : « Ceux qui sont pris de maux de tête introduisent la tête sous le tombeau et sont guéris (2). » — A la fin du XVII^e^ siècle, le curé Thiers écrivait (3) :

« En certaines Églises de Bretagne les Païsans se
» font dire des Messes pour être guéris, ou préservés de
» certaines maladies, et à ces Messes ils offrent des

(1) Mgr Guérin, *Les petits bollandistes*, T. XIV, Bar-le-Duc, 1875, p. 130.

(2) P. Gonzague, *De ortu et progressione Seraphici Ordinis*, Venise, 1603, cité dans le *Bulletin de la Société Archéologique du Finistère*, T. XVII, Quimper, 1890, 2^e^ partie : Mémoires, p. 156.

(3) J. B. Thiers, *Traité des Superstitions*, T. III, livre V, chap. 12; éditions de 1704 et 1741, T. III, p. 203.

» épingles croches qu'ils mettent sur les Autels, et à la
» fin ils se font dire des Evangiles, après quoi ils vont
» hocher la tête trois fois dans une armoire, ou dans un
» trou, qui est proche ces Autels.

» Ces Messes ne peuvent pas passer pour supersti-
» tieuses ; mais cette offrande d'épingles croches, et ce
» hochement de tête dans une armoire,ou dans un trou,
» en fait perdre tout le mérite aux personnes qui les font
» dire. »

Il est aisé de s'expliquer l'emploi de l'armoire : le malade, le fidèle, voulait passer sa tête dans un trou de l'église, persuadé que c'était un remède pour sa maladie: l'église n'ayant pas de trou ni près de l'autel, ni dans la muraille, on ouvrait à l'impétrant l'armoire de la sacristie; celui-ci se retirait satisfait — et peut-être guéri, car la suggestion a joué un grand rôle dans tous ces remèdes merveilleux ou miraculeux. On ne s'explique pas en effet comment ils auraient pu rester en honneur, s'ils n'avaient pas compté un certain nombre de guérisons.

A Quimperlé, c'était et c'est peut-être encore la tombe de Saint Gurloès, dans l'ancienne église abbatiale, devenue l'église de Sainte-Croix. Le monument date du XIe siècle :

« En 1778, je descendis dans une chapelle souterraine
» de l'église de l'abbaye de Quimperlé, dédiée à Saint-
» Gurloès, abbé bénédictin ; je vis un tombeau de pierre
» avec une arcade construite de manière à laisser pas-
» ser à plat-ventre ; dans le mur une longue et grosse
» chaîne de fer et un creux rempli de cheveux. J'appris
» que ce saint guérit, et notamment le 24 août, jour de
» la fête, celui qui passe sous sa tombe trois fois, en se
» ceignant le corps de la chaîne et en déposant au béni-
» tier une poignée de cheveux et une pièce de mon-
» naie (1). »

(1) Mangourit, *Fragment sur les monuments historiques de Bretagne*, dans les *Mémoires de la Société des Antiquaires de France*, T. II, Paris

L'opération du passage n'était pas sans présenter souvent des difficultés pour ceux qui s'aventuraient dans l'ouverture sans l'avoir mesurée du regard. « Au mois d'août 1807, au pardon de Saint-Laurent, à Plouegat-Moisan, commune du Finistère, un gros Allemand établi dans le pays, ayant voulu, comme les autres pèlerins, traverser à genoux le creux de l'autel, son embompoint ne lui permit ni d'avancer ni de reculer dans cette ouverture qu'il remplissait entièrement. Pour l'en retirer, les dévots qui voulaient profiter des grâces de ce passage pensèrent le disloquer (1). »

Au bourg de Pontou se trouve une vieille chapelle, fréquentée comme tant de chapelles isolées (ce qu'on appelle en Bretagne des "chapelles de *trève*" (2)), le jour de la fête du saint. Celle de Pontou est dédiée à saint Laurent. « Chaque année, dans la soirée du 9 août, une foule de dévots s'y rendent des paroisses environnantes, et après avoir fait sur les genoux le tour du cimetière, ils entrent en rampant dans un four pratiqué sous l'autel, pour rappeler le supplice du feu infligé à saint Laurent (3), baisent la pierre humide de l'âtre, s'y frottent les mains, et ressortent par l'étroite ouverture

1820, p. 206, note. — Dans son article sur cette église, le *Guide* Joanne (dans une ancienne édition) assure que le saint est appelé par les Bretons saint-Urlou et qu'on l'invoque principalement pour la goutte.

(1) Baudouin, *Lettres sur les pierres druidiques*, dans les *Mémoires de l'Académie Celtique*, T. III, Paris, 1809, p. 213.

(2) *Trève* dans le français de Bretagne est le mot breton *trev* « hameau, écart », mais à peu près spécialisé dans un sens ecclésiastique. On désigne sous le nom de "chapelles de *trève*", des chapelles élevées à de vieux saints bretons qui existent de temps immémorial dans des endroits isolés, et où l'on ne dit la messe qu'une fois par an, le jour de la fête du saint.

(3) Ceci me paraît une interprétation de l'auteur, M. Alfred de Courcy, qui, ignorant le rite du trou, a voulu expliquer l'usage par une réminiscence du supplice de saint Laurent. On sait du reste que l'instrument du supplice de ce saint a été un gril, et non un four.

qu'assiègent d'autres pèlerins impatients. Puis, se dépouillant complètement de leurs vêtements, ils se plongent à l'envi dans la fontaine voisine... (1). »

C'est encore une " chapelle de *trève* ", la chapelle de saint Morvan (ou Malvan) près de la route de Pontivy à Rostrénen, sur la commune de Cléguérec (Morbihan). Le cercueil dit de saint Morvan est au milieu de la nef : « On introduit les enfants dans ce cercueil par une cassure du couvercle pour les guérir de la colique ou les faire marcher de bonne heure (2). » — Un nº tout récent de la *Revue Morbihannaise* nous apprend qu'on en fait encore autant dans une " chapelle de *trève* " de la paroisse de Gacilly, la petite chapelle de Saint-Jugon : « Les malades viennent demander au Bienheureux [principalement le lundi de la Pentecôte] la fin de leurs souffrances et passent avec foi sous la pierre de son tombeau, élevée de quelques pieds au-dessus du sol. (3) »

Si l'on obtient des guérisons et des grâces en passant, non sans peine, sous le tombeau fixe et monumental du saint, on les obtient plus aisément quand on passe sous la châsse du saint, châsse ordinairement en bois, quand on la porte en procession. Un artiste du moyen-âge a sculpté ce spectacle dans une de nos cathédrales et nous le reproduisons ici. M. Viollet-le-Duc, à l'ouvrage duquel nous empruntons cette gravure, la commente ainsi :

« Nous remarquons encore, sur l'un des bas-reliefs » du tympan de la porte méridionale de la cathédrale

(1) Alfred de Courcy, *Le Breton*, dans *les Français peints par eux-mêmes*, réimpression de 1877, p. 193.

(2) Rosenzweig, *Répertoire Archéologique du département du Morbihan*, Paris, 1863, p. 78, col. 2.

(3) Abbé Guillotin de Courson, *Les pardons et pèlerinages du pays de Vannes,* dans la *Revue Morbihannaise,* T. I, nº 6, Vannes, octobre 1891, p. 186.

» d'Amiens, la châsse du même saint [saint Honoré] transportée par deux clercs ; elle est à peu près de la dimension d'un cercueil et paraît exécutée en bois recouvert de lames de métal. Des infirmes se placent sous la châsse et la touchent en invoquant le saint, afin d'être guéris de leurs maux. C'était en effet ainsi qu'on venait implorer l'intercession d'un saint, en se plaçant directement sous la châsse qui contenait son corps. Cet usage, établi probablement par les fidèles, fit que l'on plaça presque toujours les châsses, à partir du XII<sup>e</sup> siècle, soit sur des édicules élevés, comme la châsse de saint Marcel, soit sur des crédences, sous lesquelles on pouvait passer à genoux et même en rampant (1). »

Quand le malade ne pouvait toucher la châsse avec le membre malade, il la touchait avec la main, quelquefois avec un bâton, mais pas toujours d'une main assez légère. A Trèves, à la Pentecôte de 1506, comme on promenait ainsi la châsse de saint Wendelin, elle fut brisée dans la pieuse bagarre des malades trop empressés, et le corps du saint fut mis à découvert (2). L'usage de passer sous la châsse du saint quand on la promène en procession est encore en vigueur dans plusieurs de nos provinces. Pour la Bretagne, il serait oiseux d'en citer des exemples (3) ; pour la Provence nous avons le témoignage du Dr Berenger-Féraud (4) ; pour les Ardennes, celui de

(1) Viollet-le-Duc, *Dictionnaire raisonné du mobilier*, 2e édit. T. I, Paris, 1868, p. 70.

(2) *Acta Sanctorum*, Octobre, T. IX, Bruxelles, 1858, p. 347, col. 1.

(3) Nous citerons seulement, comme variante, ce que De Garaby dit de la procession du " chef de saint Jugon, " à Carentoir, avant la Révolution : « après les prières des processions, le doyen mettait les fidèles sur deux rangs, et, passant de l'un à l'autre, plaçait un instant sur chacun la tête vénérée. » De Garaby, *Vies des Saints de Bretagne*, p. 400, cité dans la *Revue Morbihannaise* I, p. 189.

(4) « Dans un grand nombre de villages, le jour de la fête patronale, pendant qu'on porte processionnellement le saint de la localité à travers les rues, les mères font passer leurs enfants au-dessous de la châsse,

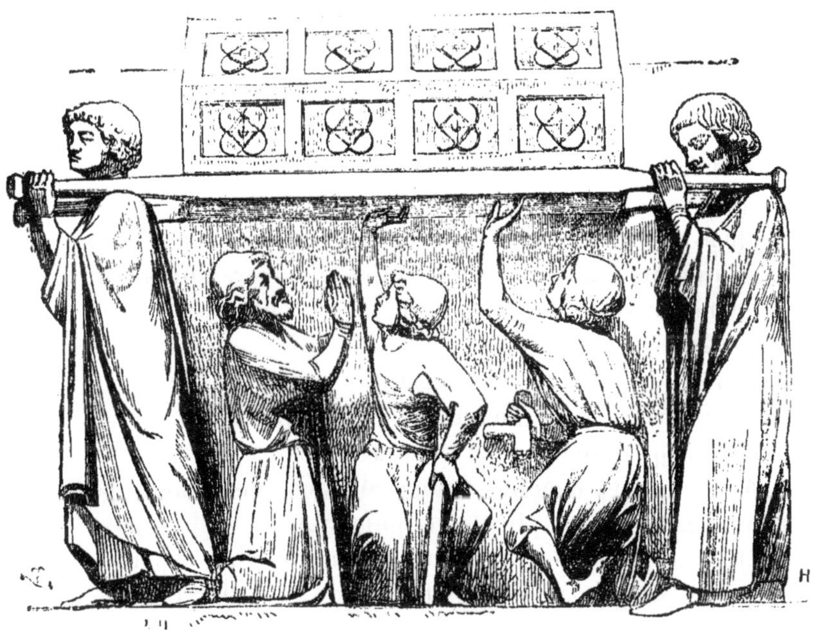

M. Meyrac (1). Dans quelques endroits le rite pieux, conservé par la tradition, est devenu un amusement. Ainsi Bourquelot, écrivant en 1839, disait : « Je me rappelle avoir vu encore, il y a quelques années, lorsque le jour de saint Ayoul, la procession sortait de l'église, aux acclamations de la foule, les jeunes garçons et les jeunes filles passer en riant sous la châsse du bienheu-

pour les fortifier, ou pour les guérir des maladies futures qui pourraient les atteindre. Dans d'autres cas, on place un enfant débile dans la châsse d'un saint, pendant que le prêtre dit la messe. » *Bulletin de la Société d'Anthropologie de Paris*, 4e Sér. T. I, 1890, p. 897.

(1) « Un ancien usage veut que les mamans fassent passer leurs enfants sous la châsse du saint [dans les processions] : cela leur porte bonheur ». Meyrac, *Traditions, etc., des Ardennes*, Charleville, 1890, p. 51.

ceux en qui, dès lors, ils avaient confiance dans tous leurs besoins (1). »

Une image vénérée et regardée comme miraculeuse sert au même usage. C'est ainsi qu'à Ligny-en-Barrois (Meuse) à la fête de Notre-Dame-des-Vertus, on promène une image de la sainte Vierge, qui « serait la copie de l'une des images de saint Luc... On la porte, comme autrefois, en procession par les rues, le cinquième dimanche après Pâques ; et avant qu'elle sorte de l'église, deux prêtres la soutiennent en l'air, pendant que plusieurs milliers de pèlerins satisfont la dévotion qu'ils ont de passer dessous (2). »

Après ces nombreux exemples empruntés à notre propre pays, nous pouvons passer rapidement sur les exemples que nous connaissons dans les pays étrangers.

A Aoste, en Piémont — nous aurions aussi bien pu donner cet exemple plus haut, puisqu'Aoste est en pays de langue française, — pour se guérir d'un panaris, on met le doigt malade dans le trou de la " Pierre Saint-Ours, " dans l'église appelée collégiale de Saint-Ours (3). — « A Modène, les personnes qui ont mal aux jambes ou aux pieds vont se glisser à travers un passage étroit et bas, ménagé sous le tombeau de San Geminiano, qui se trouve dans la crypte du dôme (4) ». Quoique le pays de Galles soit devenu protestant, le rite s'est conservé à l'église de Llandegla, nom qui conserve celui de sainte Thécle. On va d'abord se laver à la fontaine, et après diverses cérémonies (par exemple l'offrande d'un coq) le malade (on fait cette cure pour l'épilepsie)

(1) Bourquelot, *Superstitions de la ville de Provins*, Paris, 1839, p. 14.

(2) Mgr Guérin, *Les petits bollandistes*. T. V, Bar-le-Duc, 1872, p. 150.

(3) P. 89 d'une *Vie de saint Ours* publiée à Aoste.

(4) *Bulletin de la Société d'Anthropologie de Paris*, année 1890, p. 903.

entre dans l'église, se glisse dans une cavité pratiquée sous l'autel, et avec une Bible pour oreiller et la nappe de la communion pour couverture, il reste là jusqu'au lever du jour (1).

A Gheel dans le Brabant, en Belgique, sainte Dympna est, depuis les temps les plus reculés, invoquée pour la guérison des fous. S[illegible]ivant la légende, sainte Dympna serait une princesse i[illegible]andaise fuyant devant son père amoureux d'elle à cause de sa beauté et de sa ressemblance avec sa mère; mais cette légende n'est que la variante pieuse d'un conte bien connu. Quoi qu'il en soit, on amenait les fous à Gheel pour les guérir; ils restaient pendant ce traitement en pension chez les habitants du village et ils passaient sous le tombeau de la sainte dans l'église. Nous ne croyons pas que le rite se pratique encore à Gheel, mais on n'y a pas brusquement arrêté la tradition comme chez nous à Saint-Dizier : le médecin a remplacé le prêtre dans la direction du traitement ; les habitants ont continué à recevoir et à soigner les fous comme ils l'ont vu faire à leurs parents de génération en génération, et Gheel est célèbre comme colonie d'aliénés. — A l'église de Saint-Guido à Anderlecht près Bruxelles, il se trouve aussi un sarcophage ou un cénotaphe sous lequel on passait autrefois (2).

Echternach, dans le Grand-duché de Luxembourg est fameux par sa procession dansante, qui se célèbre encore tous les ans et que j'ai, ailleurs, décrite *de visu* (3). Mais autrefois il s'y accomplissait encore en même temps d'autres cérémonies pieuses, notamment la « procession

(1) Ab Ithel dans *l'Archæologia Cambrensis* T. 1, Londres, 1846, p. 53.

(2) Cité par Krier, *Die Springprozession, etc.*, Luxembourg, 1871, p. 74, note.

(3) Dans la *Nouvelle Revue*, n° du 15 octobre 1890, p. 800 et suiv.

des rampants, *repentium* ». On se rendait processionnellement à la croix qui se trouve près du " tilleul de saint Willibrord, " de l'autre côté du pont de la Sûre. Là se trouvait une pierre sous laquelle on glissait, et on revenait processionnellement à l'église d'Echternach. La pierre était très bas et le passage était difficile : aussi l'abbé d'Echternach Richard Paschasius (qui fut abbé de 1657 à 1667) eut la délicate et charitable attention de la faire exhausser d'un pied. Nous ignorons à quelle époque a cessé cette « procession des rampants ».

Panzer a cité plusieurs exemples pour la Bavière et pour l'Autriche (1) : le trou de l'autel à Koppenwal dans la Basse-Bavière ; — une chapelle près de Hüttenstein dans la Haute-Autriche ; la chapelle est dédiée à saint Wolfgang et ce sont les femmes enceintes qui passent par le trou d'une pierre afin d'avoir un heureux accouchement. C'est ici un rite de représentation propitiatoire facile à comprendre, pour que l'enfant passe aussi aisément plus tard que la mère passe en ce moment ; — une pierre analogue dans la chapelle de Saint-Maxime à Salzbourg ; la crypte de l'ancienne cathédrale de Freysing (Bavière), où un passage est ménagé sous la tombe de saint Nonnosius : on y passe trois fois. — En Angleterre, M. Hewitt a signalé dans l'église (protestante) de Newington-Street (comté de Kent) un autel en forme de tombe avec un passage au-dessous qui a dû, autrefois, être l'objet de semblables pratiques (2).

Mais il y avait encore dans les églises d'autres endroits où l'on pouvait aussi se guérir en passant : c'était

(1) Panzer, *Beitrag zur deutschen Mythologie*, T. II, Munich, 1855, p. 431.

(2) Dans l'*Archæological Journal*, T. XXVI, Londres, 1869, p. 158-164, avec une gravure.

celles où la disposition du retable suggérait en quelque sorte la pratique. Le retable est à proprement parler, dit Viollet-le-Duc, « le dossier posé sur une table d'autel et formant ainsi, devant le célébrant, une sorte d'écran ». C'était aussi une dalle sculptée qui masquait une châsse ou un reliquaire, et lorsque ce retable était placé derrière l'autel, entre l'autel et le mur, avec un espace libre par-dessous, on passait là comme sous la châsse d'un saint. « Voici, dit Viollet-le-Duc (et une gravure facilite l'intelligence de ses paroles), une des dispositions fréquemment adoptées pour les autels secondaires des églises. Le retable masquait et supportait le reliquaire sous lequel on pouvait se placer, suivant un ancien usage, pour obtenir la guérison de certaines infirmités (1). »

A tous ces usages pieux il faut joindre enfin celui que le curé Thiers rapporte ainsi : « Passer entre la croix et la bannière de la paroisse, lorsqu'on fait la procession à la grand-messe les dimanches, afin de n'avoir point la fièvre..... toute l'année (2). » On le faisait aussi, dit ailleurs le curé Thiers, pour éviter le « nouement de l'aiguillette. »

Dans les pays scandinaves, malgré la réforme iconoclaste du protestantisme, ces usages se sont conservés dans les temples protestants, mais sous une autre forme. J'en cite quelques-uns d'après M. Nyrop (3). Pendant trois soirées consécutives de jeudi, deux femmes, en gardant le silence, font passer un enfant à travers trois

(1) Viollet-le-Duc, *Dictionnaire de l'Architecture*, T. VIII, 1869, p. 37 et fig. 2.

(2) J. B. Thiers, *Traité des Superstitions*, T. I, livre V, ch. V, édition de 1704 et 1741, T. I, p. 383.

(3) Dans la *Dania*, T. I, p. 9 et suiv.

chaises du temple : ou bien encore elles le font passer trois fois sous un cercueil où se trouve un mort; ou bien entre deux tombes. Quelquefois, à la campagne, de jeunes mères arrêtent un convoi funèbre pour faire passer leur *enfant malade* sous le cercueil. On fait encore passer l'enfant à travers une collerette (rabat) de pasteur, ou à travers une robe de pasteur.

En Suède, l'usage de passer l'enfant " sous les lumières " rappelle l'emploi des cierges. On prend sept bougies dont les mèches ont été faites de fils pris aux vêtements de l'enfant, et l'on dispose ces sept bougies, allumées, sur un bâton que l'on appuie sur deux chaises. L'enfant est passé sept fois par l'ouverture entre le bâton aux bougies et le plancher. Cela fait, on retourne les cierges et on laisse la cire couler sur le plancher. Le crépitement des gouttes de cire est considéré comme les cris des mauvais esprits qui causent la maladie. On frappe alors le plancher couvert de cire et l'on croit que ces coups atteignent les mauvais esprits.

Comme dernier exemple... comment dirai-je ?... de laïcisation d'un rite sacré, je citerai, après M. Nyrop, les femmes norvégiennes qui font passer leur enfant malade par la lunette d'une latrine. O fascination du trou !

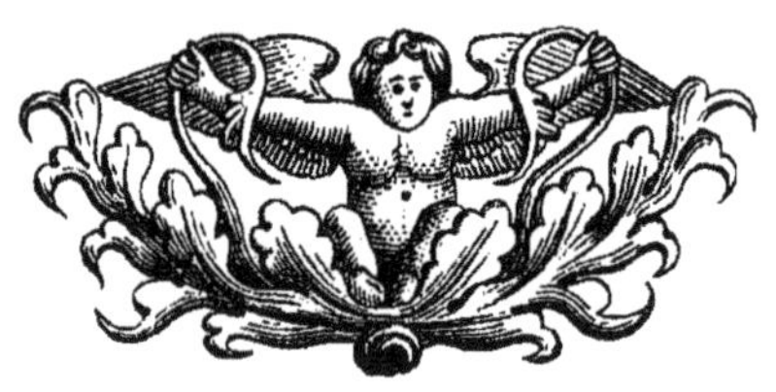

# CHAPITRE V

RITES DIVERS : LES PIERRES DE SERMENT; LE BATEAU PAR LES DRISSES; LES COLONNES DE LA MOSQUÉE; APALA ET LE RITE DU CHARIOT; SOUS LE VENTRE D'UN ANE; PAR LA CHEMISE OU L'ÉCHEVEAU; LA CORDE DE LA CLOCHE; LE SQUELETTE DE CHEVAL; LE TROU DU TOIT; LES PIERRES A TROU ET LES ANNEAUX DE MARIAGE; L'ANIMAL COUPÉ EN DEUX etc.; LA VACHE D'OR.

AVANT de chercher l'explication psychologique du rite curatif que nous avons décrit dans les précédents chapitres, il convient de relever des rites divers qui, en plusieurs pays, présentent une certaine analogie avec ces pratiques et se rapportent sans doute à la même origine.

Dans les Iles Orcades (au nord-est de l'Ecosse) se trouve le célèbre cercle de pierres de Stennis, et tout près de ce cercle, une pierre trouée que l'on appelle *Woden's Stone*, c'est-à-dire, « la pierre de Woden (ou Odin (1). »

(1) On peut la voir, à gauche, dans la gravure qui sert de frontispice à J. Fergusson, *Les monuments mégalithiques de tous pays*, trad. par l'abbé Hamard, Paris, 1878, et voir p. 269 du même livre. Cette gravure est sans doute donnée d'après un ancien ouvrage, car nous lisons ailleurs que la pierre d'Odin a été détruite en 1814. Voir dans la collection *The Gentleman's Magazine Library*, publiée par M. Gomme, *Archæology*, T. II, Londres, 1886, p. 51.

Il est évident que le nom d'un des grands dieux germaniques n'a fait que supplanter un nom ancien — probablement à cause du caractère sacré de la pierre — quand les pirates scandinaves s'établirent dans ces îles. Dans un contrat, on prêtait serment en joignant les mains par le trou de cette pierre. Ce serment était tellement sacré que ceux qui y manquaient étaient regardés comme des gens sans honneur. Une anecdote de la fin du siècle dernier en fait foi : un jeune homme avait comparu devant les Anciens de la paroisse, accusé d'avoir abandonné une jeune fille à laquelle il avait promis le mariage et qu'il avait rendue mère, disait-elle. Les Anciens furent particulièrement sévères, dit-on, parce que la promesse de mariage s'était faite à la pierre d'Odin (1).

Le chanoine Mahé écrivant en 1825 sur les antiquités du Morbihan parle d'une pierre analogue, mais le serment n'y était plus pratiqué depuis longtemps (2).

« Je ne dois pas oublier la pierre du serment, qu'on » voit dans le bourg de Plougoumelen. Elle a la forme » d'un cône tronqué et environ cinq pieds de hauteur ; » elle a été jadis verticale, mais elle est renversée maintenant et de temps immémorial. A son sommet elle » offre une cavité en forme de carré long. L'opinion » générale de la commune est que ce cippe, aussi-bien » qu'un autre presqu'en tout semblable, qui est couché » dans le fossé d'un champ, étoit autrefois un objet sacré » devant lequel on prêtoit serment. Que les temps sont » changés, disoit ces jours derniers, et d'un ton énergique, un octogénaire du lieu ! Nos pères étoient bien » plus sages que nous ; ils n'avoient besoin ni de pro-

(1) *The Archæologia*, T. XXXIV, Londres, 1852, p. 113-114. — On y cite le tome III de l'*Archæologia Scotica* comme contenant une gravure où l'on voit deux amants échangeant leurs promesses à travers la pierre d'Odin.

(2) Mahé, *Essai sur les Antiquités du département du Morbihan*, Vannes, 1825, p. 295.

» cureurs, ni de notaires, ni de ce papier timbré qu'on » nous vend si cher. Quand ils vouloient contracter, les » deux parties se rendoient simplement près de cette » pierre, et mettant chacune la main dans cette cavité » que vous voyez, elles juroient d'être fidèles à leurs » promesses ; et ces engagements étoient aussi ponctuel- » lement observés que ceux de notre temps, qui sont » consignés sur du papier timbré, munis du sceau du » notariat et parafés de la main d'un notaire. »

Et Mahé ajoute à la page suivante : « Une autre tradi tion de certaines communes porte que jadis les parties contractantes se rendoient devant un arbre ; qu'elles y faisoient un trou et qu'elles le bouchoient ensuite, après y avoir déposé leurs engagements réciproques. Cette forme de serment et la précédente semblent se rattacher l'une au culte des pierres, l'autre au culte des arbres, et il est difficile de croire que des campagnards les aient imaginées. »

Il est assez curieux de rencontrer la même pratique juratoire en Algérie, d'autant plus que là les Arabes ont intentionnellement fait un trou dans un marbre portant d'un côté d'une inscription romaine. Le marbre avait été encastré dans un mur ; le côté visible avait reçu une inscription arabe et on y avait percé un trou : « C'est sur ce marbre, d'après une ancienne légende, que ces derniers [les Maures] viennent prêter serment (1). »

Les marins écossais de la côte du nord-est, quand ils ne réussissent pas à la pêche et quand ils pensent qu'on a jeté un sort sur le bateau, le font passer par les drisses. Pour cela, on fait un large nœud aux drisses ; on y engage la proue du bateau, on fait passer le nœud par

(1) *Bulletin épigraphique de la Gaule*, T. I, 1881, p. 11.

dessous la quille, et quand le bateau en est sorti, le mauvais sort est levé (1).

Chez les Musulmans le rite curatif est entré dans la mosquée comme chez nous dans l'église. Tous les voyageurs en Egypte connaissent une mosquée du Caire où se trouvent deux colonnes très rapprochées l'une de l'autre. « Quiconque peut passer entre ces deux colonnes est à l'abri de bien des maléfices et surtout d'un malheur très redouté des Orientaux. Heureux les gens minces ! J'ai vu des Arabes s'écraser pour tâcher de passer entre les deux colonnes... Les Européens qui ont passé par ces deux colonnes ont droit au talisman comme les vrais croyants (2). » — A Bassora sur le golfe Persique, on se guérit ainsi de la morsure d'un chien enragé. Un mollah descendant du Prophète monte sur deux piliers situés l'un près de l'autre ; il s'y installe dans la posture du colosse de Rhodes ; le mordu passe entre ses jambes et guérit (3). — Dans la célèbre mosquée de Kairouan, en Tunisie, se trouvent à l'entrée et de chaque côté, « deux colonnes géminées, célèbres par la beauté de leur rouge vif, moucheté de taches laiteuses, à la façon du porphyre..... L'espace qui sépare les deux fûts est très étroit. Tous les Musulmans qui peuvent, même en quittant leurs habits, passer entre ces colonnes, sont déclarés purs et sont regardés comme certains de

(1) W. Gregor, *Notes on the folk-lore of N. E. of Scotland*, Londres, 1881, p. 199.

(2) *Revue Orientale et Américaine*, T. V, Paris, 1860, p. 45, d'après le Cap. C. Devaux, *Les Kébaïles du Djerdjéra*, Paris, 1860. — On y cite en même temps les piliers de différentes mosquées qui ont des vertus curatives.

(3) Black, *Folk-Medicine*, Londres, 1883, p. 69.

leur place en paradis (1). » — M. Conder a signalé la mosquée dite Al-Aksa, à Jérusalem, où se trouvent, de chaque côté du *mihrâb* (2), deux paires de colonnes où les pèlerins se pressaient également pour être sûrs d'une place dans le paradis. Nous disons « se pressaient », parce qu'un pacha " éclairé " a mis fin à cette " superstition " en faisant mettre des barres de fer entre ces piliers (3). M. Conder dit à ce propos que chez les Musulmans de Syrie passer dans un trou ou à travers deux piliers est regardé comme une pratique ou un présage de bonheur. Il assure en même temps que chez les Juifs c'est l'opinion contraire, que d'après le Talmud il est de mauvais augure de passer entre un mur et un palmier, ou entre deux palmiers; et que les Juifs évitent également de passer entre deux femmes, entre deux chiens, entre deux serpents, entre deux pourceaux.

Le passage par le chariot nous fait remonter très haut dans l'histoire, avec la légende hindoue d'Apâlâ, car il en est question dans le *Rig-Véda*. Un hymne de ce recueil (4) est comme un *Magnificat* accompagné de l'offrande du *soma*, où Apâlâ remercie Indra de sa guérison; et dans la *Brihaddevatâ*, vieux traité relatif au *Rig-Véda*, l'histoire est ainsi racontée. Apâlâ, fille d'Atri, est atteinte d'une maladie de peau, une sorte de lèpre, et elle invoque Indra :

(1) Abbé Bauron, dans les *Missions Catholiques*, n° du 19 février 1892 p. 93.

(2) Le *mihrâb* est la niche ou chaire dans la direction de la Mecque où se tient l'*imâm* pour présider à la prière publique.

(3) Conder, *Heth and Moab*, Londres, 1883, p. 293.

(4) *Rig-Véda*, VIII, 80 (ou 91, d'après une autre façon de compter). Cet hymne a été publié et traduit par Aufrecht dans le tome IV des *Indische Studien*, Berlin, 1858, p. 1 et suiv.

« Rends-moi, ô Çakra [nom d'Indra], bien poilue,
» irréprochable en mes membres, belle de peau. —
» Ayant entendu cette parole d'elle, Purandara [autre
» nom d'Indra], en fut satisfait. Par l'ouverture du char,
» du chariot et du joug, Indra, l'ayant projetée, la tira
» hors, trois fois. Alors elle devint belle de peau. — Et
» en cette peau ainsi dépouillée, de la première [partie]
» naquit le porc-épic : la seconde devint le (lézard)
» *godhâ*; la troisième [devint] le [lézard] *krikalâça* (1). »

Pour bien comprendre comment Indra fait passer Apâlâ à travers son char, il faudrait savoir comment les chars étaient faits à l'époque védique : mais cela est un point secondaire. Aufrecht suppose qu'il s'agit de passer à travers le char d'un côté à l'autre, en traversant les rayons des roues ; et il traduit ainsi les deux derniers vers de l'hymne védique : « A travers le char et l'attelage, à travers le lien du joug, ô Tout-puissant — tu as tiré Apâlâ trois fois, et sa peau a été claire comme le soleil. »

Dans un passage védique relatif aux rites du mariage, il est question du « trou du joug » ; et M. A. Weber suppose d'après le contexte qu'il s'agit de faire passer la fiancée, après un bain, par le trou d'un joug, afin de la remettre à l'époux saine et pure de toute maladie (2).

Quelques usages de mariage de l'Allemagne du Nord se rattachent à la pratique hindoue. Chez les Wendes (Slaves germanisés) du Hanovre on enlève deux des montants de la ridelle d'une charrette, et la fiancée,

(1) *Brihaddevatâ*, VI, 21, 22 (dans l'édition imprimée VI, 105-107). Ce passage est cité en original dans le tome I, des *Indische Studien*, Berlin, 1850, p. 118, et j'en dois la traduction à l'obligeance de M. A. Barth.

(2) *Indische Studien*, T. V. (Berlin, 1862), p. 198, à propos de *l'Atharvasamhitâ*, XIV, 1, 40. Dans le Dekhan, dit à cette occasion M. Wéber, l'époux fait passer par le trou de droite du joug le bandeau de mariage sur la tête de la fiancée placée au-dessous, et il l'attache avec ce bandeau.

portée sur une chaise, est passée au milieu de ces deux montants avant d'entrer dans la maison de son mari (1). Il est évident que, si on démonte ainsi la charrette, c'est pour éviter à la fiancée la cérémonie pénible et disgracieuse de passer à travers la charrette : la partie essentielle du rite était ainsi conservée ; puis, cela s'est continué comme usage. Quand l'homme épouse une héritière et que le couple va demeurer dans la ferme de la femme, le rite est différent et inverse ; c'est la femme qui prend un mari, non le mari qui prend une femme. Arrivés à la maison, on dételle les chevaux, la femme s'attache à la charrette et la traîne aussi rapidement qu'elle peut, et pendant ce temps le mari doit sauter par-dessus la ridelle (2). — Ailleurs, quand la fiancée arrive à la demeure de l'époux, elle doit s'élancer par-dessus la ridelle de la voiture pour tomber dans les bras de son époux (3).

Ces procédés seraient-ils le pronostic propitiatoire d'un accouchement heureux ? On pourrait le penser en les rapprochant de croyances analogues. En certain endroit d'Allemagne que Liebrecht ne nous nomme pas, « quand une fille célibataire est soupçonnée d'être enceinte, le valet de ferme démonte, la nuit venue, la charrette de la maison, en dispose une moitié du côté du midi, l'autre moitié du côté du nord, et cela en un endroit tel que la jeune fille soit forcée de passer au milieu : quand elle y a passé, il lui sera impossible de se faire avorter (4). » — En Mecklembourg, quand on

(1) A. Kuhn, *Mærkische Sagen*, Berlin, 1843, p. 361

(2) Id. *Ibid.*

(3) Id. *Ibid*, p. 356.

(4) Liebrecht, *Zur Volkskunde*, Heilbronn, 1879, p. 349.

ramène la vache du taureau, et pour la rendre féconde on la fait passer entre les deux parties d'une charrette qu'on a démontée (1). — En Danemark, quand une jeune fille passe, nue, à minuit, à travers la membrane qui enveloppe le poulain à sa naissance, plus tard, elle n'aura pas de peine à accoucher ; mais tous les garçons qui naîtront d'elle seront loups-garoux, et les filles seront sorcières (2). — En Suède, il en sera de même (de ses enfants à naître) si on fait passer une fiancée par un collier de cheval que l'on a déployé à cet effet (3).

Dans les exemples que nous venons de citer, on voit aisément la représentation symbolique et propitiatoire d'un accouchement heureux ; mais cette signification ne peut s'appliquer à une pratique funéraire que rapporte Burchard de Worms : « quando efferebatur funus a domo, plaustrum in duo divisisti, et funus per mediam divisionem plaustri asportare fecisti ? Si fecisti, aut censentiens fuisti, XX dies in pane et aqua pœniteas (4). » Nous ne pouvons nous expliquer ici le passage à travers le chariot que comme ayant pris le sens de rite de bon augure d'une façon générale, et étant, dans cette intention, appliqué à l'enterrement pour profiter à la destinée ultérieure du mort.

A Keswich en Angleterre on guérit un enfant de la coqueluche en le faisant passer trois fois sous le ventre d'un âne (5). — Le remède est encore en usage à Lochee,

(1) Nyrop, dans la *Dania*, T. I, p. 8.

(2) Wuttke, *Der deutsche Volksaberglaube*, 2° édit. Berlin, 1869, § 605, p. 414.

(3) Nyrop, *ibid.*, p. 10.

(4) Édition Migne (t. CXL, de la Patrologie Latine), p. 964 ; cité dans Friedberg, *Aus deutschen Bussbüchern*, p. 90.

(5) *Notes and Queries*, n° du 17 décembre 1877, à l'article HOOPING COUGH.

en Ecosse (1), et chez nous, en Provence. Voici, d'après le Dr Berenger-Féraud, les détails de la recette provençale : « Pour obtenir cette guérison de la coqueluche, il faut faire passer l'enfant sept fois de suite sous le ventre d'un âne, en allant de droite à gauche et sans jamais aller de gauche à droite ; car si l'on oubliait cette précaution, les passages en sens inverse se neutralisant, on n'obtiendrait pas le résultat désiré. Dans certains villages, il y a des ânes plus ou moins renommés pour leur vertu curative. Il y a quelques années, il y en avait un au Luc, qui jouissait d'une telle réputation, que non seulement il servait à tous les enfants de la localité, mais encore les enfants de Draguignan et même de Cannes étaient maintes fois amenés au Luc, c'est-à-dire faisaient un voyage de plus de 60 kilomètres pour bénéficier du traitement (2). »

A Usedom, dans l'Allemagne du Nord, pendant " les douze jours" (qui séparent Noël de l'Epiphanie) quand un enfant est agité, on le fait passer à travers les degrés d'une échelle ou la robe de mariage de sa mère (3). — Le curé Thiers condamne la pratique suivante : « Faire passer un enfant malade du mal appelé de saint Gilles, dans la chemise de son père, et porter ensuite cette chemise sur un autel de saint Gilles afin que l'enfant guérisse (4). » — De même en Suède, pour guérir un enfant rachitique on conseille de déchirer une bande de

(1) *Folk-Lore Journal*, T. I, Londres, 1883, p. 30.

(2) *Bulletin de la Société d'Anthropologie de Paris*, année 1890 p. 897.

(3) A. Kuhn et Schwartz. *Nerddeutsche Sagen*, Leipzig, 1848, p. 410.

(4) *Traité des Superstitions*. T. I, liv. v, chap. 4. Edition de 1704 et 1741, T. I. p. 382, = édition de 1777. T. I, p. 332.

la chemise du père, de nouer cette bande de trois nœuds et d'y faire passer l'enfant (1).

Un écheveau de fil peut servir au même emploi : « Faire passer par un écheveau de fil, dit le curé Thiers, les personnes qui sont malades de la colique, et celles qui ont des descentes de boyaux, etc. (2) ». Le curé Thiers dit ailleurs encore : « Ceux qui pour guérir de la dyssentrie, ou du flux de ventre, prennent un écheveau de fil tout d'une pièce, font passer la personne malade dans cet écheveau, en commençant par les pieds, puis se font dire un évangile de saint Fiacre et donnent l'écheveau de fil au saint (3). » — De même en Portugal pour les enfants hernieux (4) ; de même à Usedom, dans l'Allemagne du Nord, pour les enfants agités (5). — Dans l'Oldenbourg on préserve du mauvais sort, non seulement les enfants, mais aussi les adultes et les animaux, en les faisant passer à travers un cercle fait de filaments de chanvre écru et non lavé, tel qu'ils viennent du dévidoir (6). — « Dans le nord-est de l'Ecosse, si un animal domestique devient malade, on tresse à contre-sens une corde de paille, on en réunit les extrémités et on fait passer au travers l'animal et un chat ; la maladie

(1) Cité par M. Nyrop, dans la *Dania*, T. I, p. 10.

(2) Thiers, *Ibid.*, éditions de 1704 et 1741, T. I, p. 376. (= édit. de 1777, T. I p. 327).

(3) Thiers, *Ibid.*, T. II, Liv. IV, ch. 9., éditions de 1704 et 1741, T. II, p. 497 (= édition de 1777, T. II, p. 438).

(4) Pedroso, *Contribuições para uma mythologia popular portugueza*, Porto, 1880, IV, 108, cité par Liebrecht dans la *Zeitschrift für romanische Philologie*, T. V, 1881, p. 420.

(5) Kuhn et Schwartz, *Norddeutsche Sagen*, Leipzig, 1848, p. 410.

(6) Strackerjan, *Aberglaube, etc, aus Oldenburg*, T. I, Oldenbourg, 1867, p. 364.

est transférée dans ce dernier; il meurt et l'autre guérit (1). »

Les enfants atteints de ce qu'on appelait « le mal bleu » étaient, il n'y a pas longtemps encore, traités par la corde de la cloche, à Saint-Michel-la-Rivière dans le diocèse de Bordeaux : « on faisait faire, en récitant des prières, sept fois le tour des piliers du clocher : deux femmes appelées matrones passaient sept fois l'enfant malade dans un grand nœud fait à la corde de la cloche, prenaient ensuite mesure avec de la bougie filée, de l'épaisseur de la tête, de la grosseur et de la longueur du corps de l'enfant; la bougie devait brûler devant l'autel de saint Michel (2). »

Les animaux malades participent, comme on l'a vu, à beaucoup des pratiques que nous avons racontées. Les pays protestants du Nord Scandinave ne restent pas en arrière et M. Nyrop a relaté d'amusantes recettes (3). Quand les jeunes oisons sont sur le point de quitter le nid, pour les rendre invisibles à l'épervier, on les fait passer par les jambes d'un pantalon ; — ailleurs, on fait passer les jeunes oisons trois fois par le squelette du bassin d'un cheval : le renard ne pourra ensuite les mordre, parce qu'ils lui apparaîtront aussi grands que des chevaux : ailleurs encore, quand les poules pondent des œufs imparfaits, on les fait passer par la fenêtre.

Liebrecht qui voit dans le rite que j'étudie un symbole

(1) Cité par M. Tuchmann dans *Mélusine*, T. VI, col. 84, d'après W. Gregor, *Folk-Lore of N. E. of Scotland*, Londres, 1881 p. 124.

(2) M. Augier, dans les *Mémoires de la Société Archéologique de Bordeaux*, T. IX, 1882, p. 131.

(3) *Dania*, T. I, n° 1, p. 8.

de la nouvelle naissance a voulu le retrouver (1) — et il a été suivi par M. Nyrop — dans un curieux usage cité par Plutarque (2). L'homme qui revenait d'un long voyage pendant lequel on l'avait cru mort, ne devait pas rentrer dans sa maison par la porte, mais par le toit où l'on pratiquait un trou. Liebrecht constate du même coup que cette pratique est de notre temps et dans la même circonstance usitée en Perse. — Sans discuter la question de savoir si dans ce cas c'est le symbole d'une nouvelle naissance, je conteste que ce passage par le trou du toit ait rien de commun avec le rite curatif du passage par le trou. On fait un trou dans le toit pour se dispenser de le démolir ou de le soulever tout entier afin de livrer passage au " revenant ". C'était une superstition italienne condamnée par saint Bernardin de Sienne (mort en 1444) : « Découvrir le toit de la maison d'une personne malade au-dessous d'elle lorsque quelqu'un lui souhaite la mort et qu'elle ne peut mourir.. (3). » Cela se rattache à l'usage de faire passer les morts par le toit (ailleurs par un trou dans le mur) afin qu'ils ne retrouvent pas le chemin ou qu'ils ne puissent pas rentrer ; car la grande crainte des vivants a toujours été que les morts tristes et jaloux *reviennent* pour les tourmenter. — J'écarte donc cette pratique de mon enquête.

Mais j'accepte volontiers l'opinion soutenue par M. Nyrop qui rattache à ce rite la vertu que de petites pierres à trou ont d'être portées comme amulettes contre les mauvais sorts. On les emploie pour les hommes et

(1) Liebrecht, *Zur Volkskunde*, p. 397.

(2) *Questions Romaines*, § 5.

(3) Cité par le curé Thiers, T. I, liv. V, ch. 4, éditions de 1704 et 1741, T. I, p. 392 (= édit. de 1777, T. I, p. 340).

pour les animaux, M. Nyrop en cite des exemples pour les pays scandinaves (1); on pense qu'elles sont particulièrement bonnes pour les enfants fiévreux et pour les vaches qui donnent du lait rouge (c'est-à-dire mêlé de sang). En Angleterre on donne à ces pierres le nom de *Hagstone*, litt. « pierre de sorcière », probablement parce qu'une semblable pierre sert à se défendre contre les maléfices d'une sorcière. Dans le Lancashire, pour préserver les chevaux, on l'attache à la clef de la porte de l'écurie ; pour préserver les hommes, on la suspend au chevet du lit (2). De même dans d'autres parties de l'Angleterre ; et il est fait allusion à cette croyance dans l'*Hudibras* de Butler. (3) — En Allemagne, quand la vache donne du lait rouge, on la trait à travers le trou d'une pierre qu'on appele *Kuhstein*, litt. « pierre à vache » ; quelquefois aussi, dans l'Allemagne du Nord, à travers un morceau de bois de chêne dans lequel il se trouve naturellement un trou (4). — Chez les Gaels des Hautes-Terres d'Ecosse, on trait la vache ensorcelée par le trou laissé au milieu de gâteau de farine d'avoine cuit exprès (5). Au lieu de porter le malade au trou, on porte le trou au malade : c'est le procédé que nous avons constaté au début de cette étude quand on porte aux bestiaux la ronce aux deux racines et qu'on leur en bride la tête, ou quand on place cette ronce au-dessus

(1) *Dania*, T. I, p. 28.

(2) *Choice Notes from Notes and Queries*, Londres, 1859, p. 159.

(3) *Popular Superstitions*, Londres, 1884, p. 123, (dans la collection *The Gentleman's Magazine Library* de M. Gomme).

(4) A. Kuhn, *Mærkische Sagen*, Berlin, 1843, p. 379.

(5) A. Stewart, *'Twixt Ben Nevis and Glencoe*, Édimbourg, 1885, p. 261. — Le gâteau d'avoine joue un grand rôle dans les rites écossais des Hautes-Terres.

de la porte de l'étable. — De plus, comme cette pierre à trou est souvent une hache en silex que le peuple appelle « pierre de tonnerre », il se mêle à l'idée du trou une autre idée superstitieuse que nous ne pouvons suivre ici.

Je crois volontiers aussi qu'une partie des rites propitiatoires auxquels on emploie l'anneau de mariage se rattache au passage du trou. M. Nyrop cite l'usage, en Suède, quand un enfant est malade, de lui faire prendre neuf gouttes de lait à travers un anneau de mariage. Il y aurait bien des pratiques curieuses, et quelquefois malpropres, à citer comme analogues à l'emploi suédois de l'anneau de mariage ; mais ce serait allonger démesurément mon sujet.

La pratique musulmane de passer entre deux colonnes nous servira de transition au rite, certainement analogue, qui consiste à passer, non pas dans une cavité, mais entre deux objets.

Chez les Slaves du Sud, quand quelqu'un est malade par suite d'un mauvais sort, une femme (celle qui préside au rite du dé-sorcellement) prend un morceau de terre munie de gazon, le coupe en deux et dispose les deux moitiés de façon que l'on puisse passer entre les deux. Elle dispose en outre, près de chacune de ces deux moitiés, des fragments de fer (de préférence de vieux fers à cheval), un verre d'eau et des cierges allumés. Le malade doit passer trois fois nu, entre ces objets, pendant que la femme prononce une incantation (2). — Chez les Koriaques, peuple finnois du nord de la Sibérie, après

(1) *Dania*, T. I, p. 30.

(2) F. S. Krauss, *Volksglaube der Südslaven*, Münster i. W., 1890, p. 52.

un décès, les membres de la famille passent entre deux pieux que l'on a fixés dans le sol, en même temps que le *chaman* (c'est-à-dire le prêtre) les frappe d'un bâton et adjure la mort de ne pas les enlever aussi (1).

Un rite plus primitif est sans doute celui qui consiste à sacrifier un animal, à le couper par le milieu et à passer entre ces deux moitiés. « En Béotie, dit Plutarque, il y a une expiation publique qui consiste à couper un chien en deux et à passer à travers ces débris (2). » — De même chez les Hébreux dans une formule de serment : « je livrerai les hommes qui ont violé mon alliance [dit l'Eternel], qui n'ont pas observé les conditions du pacte qu'ils avaient fait devant moi en coupant un veau en deux et en passant entre ses morceaux... (3). » — Chez les matelots turcs (au moins dans les temps passés) quand on était surpris par une tempête, on sacrifiait un mouton ou une chèvre que l'on coupait en deux, et on jetait chaque moitié de chaque côté du navire (4). De cette façon le navire passait entre les deux moitiés de l'animal sacrifié. — Un Bohémien du pays de Galles, John Roberts, né en 1815, a raconté l'anecdote suivante : « Nos anciens avaient une curieuse façon d'agir avec les serpents. Quand l'un de nous, enfants, avaient tué une couleuvre, mon père la coupait en deux avec un bâton ou un fouet ; il mettait la tête à droite du chemin et la queue à gauche. Ma mère passait d'abord entre les deux, puis mon père, puis nous tous, enfants, par rang d'âge. Ma mère marmottait en même temps quelques

(1) Andree, *Ethnographische Parallelen*, 1re Sér., Stuttgart, 1878, p. 32.

(2) Plutarque, *Questions romaines*, § 111.

(3) *Jérémie*, XXXIV, 18 ; cf. *Genèse*, XV, 10.

(4) *Archæology*, T. II, Londres, 1886, p. 53 (dans la collection *The Gentleman's Magazine Library*, publiée par M. Gomme.)

drôles de paroles qu'aucun de nous n'a jamais sues : Mais bien sûr, quand nous avions fait cela, ma mère ne tardait pas longtemps à avoir sa poche pleine d'argent. (1) » Ici le sacrifice du serpent, animal sacré par excellence (et gardien de trésors !) a la vertu de porter bonheur. — Il faut certainement rapporter à cette classe de faits la pratique anglaise (dans le comté de Somerset) de faire passer un malade à travers un troupeau de moutons au moment où ces animaux sortent, le matin, de la bergerie (2).

L'Inde nous offre un rite d'une nature toute particulière dont Liebrecht, et après lui M. Nyrop, ont voulu tirer l'explication de tout ce qui précède. Il s'agit d'un rite d'intronisation des maharajahs de Travancore, dans l'extrémité sud-ouest de l'Inde, et je le citerai d'après une publication récente, plus détaillée que les ouvrages cités par Liebrecht. La dynastie appartient à la caste des soudras et non des brahmanes, et le maharajah devient ainsi brahmane : On le pèse contre de l'or tiré de son trésor : cet or est fondu et travaillé en forme de vache, creuse à l'intérieur; on introduit le maharajah dans cette vache creuse et on l'en fait sortir (probablement pour les voies naturelles). Le maharajah est ainsi considéré comme né de nouveau, et comme né de la vache : on connaît le caractère sacré de la vache pour les Indous de religion brahmanique, l'emploi de sa bouse et de son urine dans les cérémonies de purification, etc. Dans les derniers temps la cérémonie a été simplifiée (probablement pour être plus commode au maharajah) : l'or est fondu en un

(1) *Bye-Gones*, 2e Sér., T. II, Oswestry, 1891, p. 183.

(2) Cité par M. Tuchmann, dans *Mélusine*, T. III, Paris, 1886-87, col. 558.

cylindre creux surmonté d'un couvercle en forme de lotus qu'on orne de pierres précieuses. Dans l'un et l'autre cas, après la cérémonie, l'or de la vache ou du cylindre est fondu et monnayé, et distribué sous cette forme aux brahmanes. Le maharajah, entré dans la caste des brahmanes par cette cérémonie, ne peut plus manger avec les membres de sa propre famille (restés de la caste des soudras). — Le rite n'a pas lieu aussitôt après l'accession du maharajah au trône, et les mauvaises langues prétendent que les brahmanes retardent volontiers l'opération afin de laisser au prince le temps d'engraisser et de peser davantage. En 1870, le maharajah de Travancore qui fut ainsi " sacré ", pesait (avec son épée et son bouclier) 204 livres anglaises (soit un peu plus de 92 kilogrammes). Et ce n'est là qu'une partie des frais de la cérémonie ! (1)

D'après certains écrivains la même cérémonie serait employée par des brahmanes ayant perdu leur caste — mais un brahmane serait-il assez riche pour se payer une vache d'or ? — quelquefois même la vache d'or serait remplacée par une femme d'or, et celle-ci même par l'image d'un *yoni* (2). Ces faits ne me paraissent pas confirmés et sont peut-être sortis de l'imagination d'écrivains férus de la théorie de la régénération et qui ont amplifié l'histoire de la vache d'or : c'est du cylindre qu'ils auront fait un *yoni* ! — En effet ces assertions paraissent toutes dériver d'une même source, et d'une source suspecte, un article du capitaine Wilford dans les *Asiatic*

(1) G. M. Rae, *The Syrian Church in India*, Londres, 1892, p. 7, et pour les sources, p. 361.

(2) Liebrecht, *Die Gervasius von Tilbury Otia Imperialia*, Hannover, 1856, p. 171 ; — Le même, *Zur Volkskunde*, Heilbronn, 1879, p. 397 ; — *Archæology*, T. II, Londres, 1886, p. 52-53, (dans la collection *The Gentleman's Magazine Library*).

*Rescarches* de 1801. Or, le capitaine Wilford était (m'apprend un indianiste) un écrivain crédule et sans critique, et son témoignage est sans autorité.

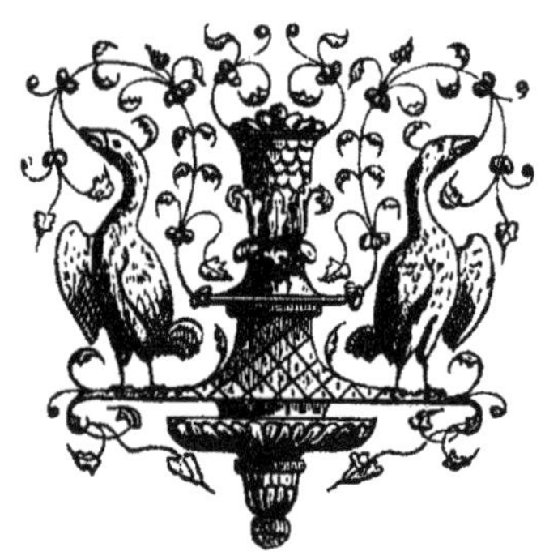

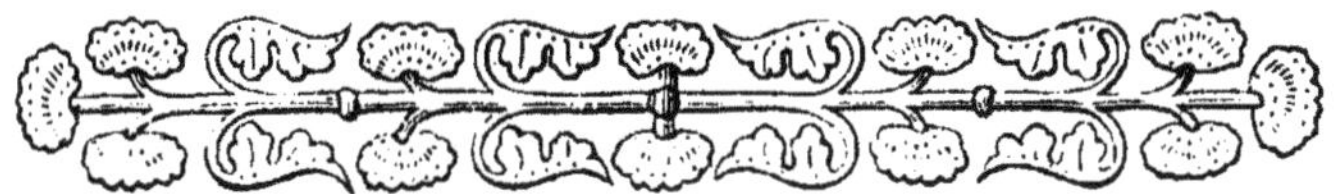

# CHAPITRE VI

## EXPLICATION ET THÉORIES

Si j'ai accumulé tant d'exemples, au risque de fatiguer quelques lecteurs, c'est que dans des recherches qui ne sont pas d'ordre littéraire mais d'ordre scientifique, il convient de réunir le plus d'exemples possible et d'appliquer le précepte de Descartes: « faites des dénombrements si complets que vous soyez sûr de ne rien onblier. » Sans doute, mes confrères en archéologie et en folk-lore apporteront de nouveaux exemples qui grossiront mes cadres : mais j'ai fait le dénombrement aussi complet que j'ai pu.

Il faut maintenant chercher l'explication de ces pratiques, car il n'est aucune pratique qui n'ait eu sa raison d'être et qui ne soit, au moins à l'origine, la conséquence et l'application soit d'une cosmogonie, soit d'une théorie de la nature. La cosmogonie se transforme, les forces animées disparaissent du monde extérieur, les lois de la nature se révèlent peu-à-peu et remplacent les conceptions enfantines ou matérialistes de l'humanité ignorante

Mais tous les hommes ne marchent point du même pas dans la voie ténébreuse qui mène à une conception nette de la réalité ; et, par la force de l'usage et de la tradition (qui est la force du mouvement acquis) des pratiques subsistent, alors que la théorie physique ou naturelle qui leur a donné naissance s'est depuis longtemps évanouie ; elles se continuent surtout dans les classes inférieures de la société que n'atteint pas le progrès des idées, elles se continuent surtout chez les femmes et dans tout ce qui touche à l'éducation des enfants, occupation exclusive de la femme. Quelquefois une pratique traditionnelle, qui par sa force propre serait tombée hors d'usage, doit à une théorie nouvelle, dans laquelle elle peut entrer, une nouvelle vigueur et comme une nouvelle floraison. C'est ainsi, pour rester dans notre sujet, que le rite curatif de passer par une ouverture ou sous un objet ouvert *afin d'y laisser son mal* a été revivifié et rajeuni, à l'époque chrétienne, par la croyance à la vertu surnaturelle des reliques des saints.

Passons en revue les théories qui ont été émises sur le vieux rite médical que nous avons étudié. Nous rencontrons d'abord la vieille et banale théorie du « culte des forces de la nature » que je ne conteste pas, mais que je n'aime pas voir présenter comme une sorte de résumé philosophique de la religion primitive. Je ne crois pas en effet que les hommes aient commencé par de la philosophie, même inconsciente ; je crois qu'ils auraient été bien embarrassés de résumer ou de synthétiser les croyances diverses qu'ils se formaient : le terme de religion me paraît bien ambitieux et bien moderne pour réunir un ensemble de croyances fragmentaires, confuses sans doute, et peut-être contradictoires. C'est sous cette réserve que je cite un passage de la conclusion du Dr Bérenger-Féraud :

« Cette pratique religieuse me semble se rattacher au
» culte des forces de la nature. Si je m'en rends un
» compte exact, l'homme primitif a eu la pensée qu'en
» mettant en contact un être débile avec la vigueur et la
» puissance, il lui communiquerait un peu de ces attri-
» buts. D'autre part la pensée mystique qu'en faisant
» passer l'individu faible ou malade par un organe retré-
» ci, plus ou moins difficile à franchir, comme le détroit
» du bassin maternel, et lui faisant recommencer une nou-
» velle vie, il le faisait renaître, en un mot, peut bien
» avoir été une réminiscence ou un symbole de culte
» chthonique, qui fait partie lui-même, on le sait, du
» culte des forces de la nature.

» Par le fait des hasards des localités, dans un pays,
» cet orifice rétréci a été fourni par les végétaux. Dans
» une autre contrée, c'est une pierre, un rocher qui a
» été préféré. Plus loin, faute d'arbre ou de rocher, c'est
» un animal qui a été le symbole de la force de la nature.
» En un mot, une fois l'idée initiale formulée, la gamme
» des variantes a été parcourue par les croyants (1). »

La théorie qui voit dans la pratique de passer par un trou, une imitation de la naissance, explique la cérémonie comme ayant pour but de créer un homme nouveau, exempt, par conséquent, des infirmités et des maladies qui affligeaient le vieil homme. C'est par une image de cet ordre, mais employée comme métaphore expressive, que Jésus-Christ disait à un Pharisien : « il faut naître à nouveau, si vous voulez entrer dans le royaume de Dieu. »

Cette théorie de la nouvelle naissance a été exposée à deux reprises par Liebrecht (2) ; et il tirait son principal

(1) *Bulletin de la Société d'Anthropologie de Paris*, année 1890, p. 900.

(1) D'abord dans son édition de Gervasius de Tilbury en 1856, p. 171 : puis dans son *Zur Volkskunde* en 1879, p. 397.

argument des exemples de l'Inde où, croyait-il, se pratiquait le rite de se faire extraire d'une vache d'or, d'une femme d'or, d'un *yoni* d'or. Nous avons vu que si le rite de la vache d'or existe, il n'en est pas de même de celui de la femme d'or et du *yoni* d'or, sortis de l'imagination du crédule Wilford qui voulait trouver partout le symbole de la régénération.

La théorie a été reprise par M. Nyrop, qui ne la trouve pas suffisamment philosophique. Pour lui, c'est originairement le rite par lequel on se purifie de ses péchés, rite que plus tard on a employé pour se guérir de ses maladies qui sont comme des péchés corporels ; le rite européen de passer dans un trou de la terre équivaut au rite indou de se faire enfermer dans une vache d'or ; car la vache est sans doute le symbole de la terre ; et la terre est l'unité élevée à laquelle tous les hommes peuvent faire remonter leur origine ; elle est notre mère commune ; l'on sait qu'elle était honorée chez les anciens Germains. C'est du passage dans un trou de la terre notre mère, que, par extension, on a eu l'idée d'utiliser tous les trous que l'on rencontrait dans la nature. Si en Europe on n'emploie le rite que pour se guérir des maladies, tandis que chez les Indous il sert à se purifier des péchés et chez les Musulmans à mériter le paradis, c'est que chez nos ancêtres européens, par un développement très naturel, on a imaginé de purifier le corps par le procédé employé originairement pour purifier l'âme (1).

M. Nyrop ne s'est pas rendu compte qu'avec sa théorie de la purification, il retombait dans la conception philosophique de ces symbolistes de la fin du siècle dernier ou du commencement du nôtre, qui cherchaient dans les

(1) *Dania*, T. I, n° 1, p. 21, 23 et 29.

vieilles religions les vérités « cachées » sous des symboles grossiers ou matériels. A l'origine des temps, il y avait eu des hommes très sages pour qui la nature n'avait pas de secrets : qu'on les appelle voyants, mages ou druides, on se les représentait comme des vieillards à longue barbe blanche enseignant les mystères du monde à une foule attentive. Le langage de ces grands initiés n'a plus été compris des générations suivantes, et des méprises et des contre-sens de ces dernières sont nées les anciennes religions. Mais il y a des hommes d'esprit qui, par la force de leur réflexion, ne désespèrent pas de retrouver la sagesse primitive sous la gangue dont l'ont entourée des siècles grossiers; et ils nous l'apportent sous la forme de « doctrine symbolique ». — Historiquement (je veux dire dans l'histoire des théories humaines) les systèmes des symbolistes s'expliquent par la théorie de la révélation chrétienne; Dieu, à l'origine, à révélé la vérité aux hommes; puis cette vérité s'est obscurcie et a été recouverte par les erreurs humaines. Les symbolistes transportaient, sans s'en douter, cette doctrine dans l'étude des religions païennes; ils créaient une révélation païenne. Le plus curieux, c'est que la plupart d'entre eux ne croyaient pas à la révélation chrétienne !

Pour en revenir à M. Nyrop, nous ne pouvons en aucune façon admettre sa théorie de la purification. Nous admettons bien, — pour quelques-uns des cas que nous avons cités, — la théorie de la nouvelle naissance, parce qu'il s'agit là d'une image matérielle et en quelque sorte d'une idée matérialiste. Mais les idées de péché, et, par suite de purification, sont des idées raffinées qui naissent seulement d'une philosophie ou d'une théologie, quand l'homme s'est élevé au-dessus des grossièretés de sa vie et de l'étreinte de la nature matérielle qui l'entourait et l'asservissait. Toute lustration, par l'eau, par le feu etc., a été une lustration physique avant d'être, par le progrès de l'esprit humain, considérée comme une lustration morale et spirituelle ; et le langage populaire est resté fidèle au sentiment des générations les plus anciennes quand il dit : « le feu purifie tout. »

Il faut donc recourir à une explication plus simple, nous voulons dire plus matérielle et nous la trouvons, comme l'avaient déjà fait J. Grimm et Strackerjan, dans la théorie de la transplantation des maladies. C'est la théorie qui se rencontre au fond de rites innonbrables de la médecine populaire, rites par lesquels on croit transporter à une pierre, ou à une plante, ou à un animal la maladie dont on souffre. Tout n'est peut-être pas superstition dans ces rites, et il y a eu peut-être à l'origine des observations vraies : car — sans aller jusqu'aux exemples de guérisseurs de notre temps qui pratiquent la zoothérapie en faisant passer un mal, de préférence un rhumatisme, à l'animal (chien ou chat) que l'on applique au malade — nous pouvons citer les expériences de transfert des maladies opéré, à de certaines conditions, dans la clinique du Dr Luys à l'hôpital de la Charité, à Paris. — C'est encore la théorie de la transplantation qui explique l'usage cité plus haut (p. 69) de passer entre les deux moitiés coupées de l'animal qu'on a sacrifié, c'est-à-dire offert à la divinité comme rançon et comme substitution de soi-même. — Peut-être, à l'idée de la transplantation du mal dans l'objet où l'on passe, souvent avec difficulté, s'est-il joint encore une autre idée, comme l'a supposé M. Busch ; l'idée qu'on se débarrasse d'un mal par le frottement, *das Abstreifen* (1). J'ajouterai que cette dernière idée peut avoir été suggérée par le spectacle des reptiles qui se débarrassent de leur peau usée en se frottant à une pierre ou à un arbre et qui semblent rajeunis après avoir ainsi fait peau neuve.

La théorie de la transplantation explique pourquoi dans la pratique de l'arbre fendu on a bien soin de refermer la blessure et de remettre l'arbre, autant que possible, dans son état primitif : le mal restera dans l'arbre (2). De même, dans la pratique anglo-saxonne (plus haut p. 21) où l'on passe par un trou de la terre, on ferme ensuite le trou avec des épines, pour enfermer le mal derrière soi. — Dans de nombreuses pratiques, apparentées à celle-ci, on se lie à un arbre ou on tourne autour de l'arbre, toujours dans le même but de faire passer dans l'arbre le mal dont on souffre. — Bien plus, dans le rite de l'arbre fendu, dont la guérison et la vigueur seront le signe et le garant de la guérison et de la vigueur de l'enfant, il se mêle une autre idée, une théorie qui pendant de longs siècles a été un des principes de la science humaine, celle de la sympathie. L'arbre et l'enfant étaient mis en rapport par ce rite sympathique ; ils devenaient comme des " frères siamois " par adoption, et la vie de l'un tenait désormais à la vie de l'autre. — Je ne puis entrer ici dans la question de la sympathie : faire l'histoire de cette théorie serait l'œuvre d'un gros livre ;

(1) Busch, *Deutscher Volksglaube*, Leipzig, 1877, p. 190. — La théorie du frottement a pour contre-partie celle qui est au fond des croyances juives citées plus haut (p. 59) : en passant entre des êtres impurs, on prend quelque chose de leur impureté !

(2) Dans la pratique de l'arbre fendu, à laquelle on a surtout recours pour les enfants hernieux, il se mêle peut-être encore une métaphore représentative. Une hernie est le déplacement d'un viscère qui sort de sa cavité naturelle : en fermant l'arbre, on espère fermer ou, comme disent les médecins, réduire la hernie.

mais je ne puis résister à la tentation de citer un souvenir de Virgile. C'était chez les Romains (et sans doute aussi ailleurs, et plus tard) l'usage des amants de graver leurs noms dans l'écorce d'un arbre : ils croyaient (malgré l'expérience des autres !) que leur amour vivrait et grandirait aussi longtemps que vivrait et grandirait l'arbre :

Tenerisque meos incidere amores
Arboribus ; crescent illæ, crescetis, amores (1) !

Nous ne voulons pas exclure entièrement la théorie de la renaissance : il est possible que plus d'une mère, faisant passer son enfant à travers la fente de l'arbre, ait pensé au moment où elle l'a mis au monde ; mais nous ne croyons pas que cette idée ait donné sa valeur curative au rite, et en ait été le point de départ. Si l'enfant ou le malade doit être nu (ou, par atténuation, en chemise), ce n'est pas par réminiscence de la naissance, c'est parce que la nudité est de nécessité dans un grand nombre de rites, et c'est aussi pour que rien ne s'interpose entre l'enfant ou le malade et l'objet dont il attend la guérison. — Il convient de faire une classe à part des cas où une fiancée ou une fille soupçonnée d'être enceinte doit passer entre deux objets, ridelles de charrette etc. ; là, le rite est la représentation, non pas précisément de la naissance, mais de l'accouchement, et il est pratiqué comme rite propitiatoire, comme pronostic d'un accouchement facile et heureux.

La christianisation du rite pré-chrétien a motivé différemment la pratique chrétienne de passer sous la châsse

(1) Virgile, *Bucoliques*, X, 54. De même Ovide dans ses *Héroïdes*, V, p. 23 :

Et quantum trunci, tantum mea nomina crescent.

du saint. Le rite, en restant le même, a pris une autre raison d'être, la vertu que les reliques et objets consacrés ont de mettre en fuite les démons et de guérir les maladies ou de conjurer les tempêtes, les inondations et autres fléaux causés, croyait-on, par des puissances surnaturelles ennemies de l'homme. De là l'emploi si fréquent, non pas seulement des châsses des saints, de leurs reliques, mais des objets consacrés, par exemple de l'étole du prêtre mise au cou soit du possédé que l'on voulait guérir (en exorcisant le démon qui le tourmentait, caché dans son corps), soit du dragon ou d'un animal monstrueux qui désolait un pays jusqu'à ce qu'un saint employât ce moyen d'expulsion. — Quant au populaire, il allait aux reliques, il voulait se faire toucher par elles ou passer sous elles, parce qu'il avait d'elles une idée fétichiste et que son intelligence matérialiste attendait de ce contact un effet matériel.

Aussi avons-nous été un peu étonné de voir comment il y a trente ans un savant bollandiste, le R. P. de Buck, expliquait l'usage de passer sous les châsses des saints. Les nouveaux bollandistes qui se proposent, avec tant de zèle, d'achever l'œuvre de leurs prédécesseurs, sont d'éminents historiens et de scrupuleux travailleurs; personne n'apprécie plus que moi les services qu'ils rendent aux études historiques ; mais ils me pardonneront de dire que je les trouve souvent bien rationalistes. Non seulement ils jettent par dessus bord, comme de pieuses légendes, des miracles auxquels ont cru de nombreuses générations ; mais ils jugent les âges de foi d'après les idées d'hommes du XIXe siècle, et ils transportent rétrospectivement dans les siècles passés, par exemple au moyen âge, leur façon de comprendre la religion et le monde. Pour rester dans la pratique que nous étudions, si les fidèles (en réalité ce sont les malades) tiennent tant à toucher la châsse et à passer par-dessous, ce n'est pas, assure le P. de Buck, qu'ils lui attribuent une vertu merveilleuse, c'est par un sentiment d'amour qui les attire vers le saint (1) !

La théorie de la guérison par le frottement et par le transfert du mal explique la plus grande partie des cas que nous avons cités : la plupart des autres cas s'expliquent par la vertu traditionnelle du passage par une ouverture : le rite, alors, a été appliqué à d'autres intentions propitiatoires, par exemple quand on fait passer un bateau par les drisses. D'autres fois il s'est mêlé l'idée qu'on participe de la vertu de l'objet par lequel on passe : c'est une sorte de transfusion. Ainsi en Danemark, quand on fait passer une oie par un pantalon d'homme ou par le squelette d'un bassin de cheval, l'oie semble participer mystiquement de la force de l'homme et de la vitesse du cheval et, par suite, devoir échapper à l'attaque du renard. — Nous avons vu que dans les usages de mariage, c'est l'idée d'accouchement heureux qui détermine le rite et lui donne sa signification.

La pratique scandinave de " passer sous le lien de terre " (plus haut p. 23) reste seule en dehors du cadre que nous traçons. Il nous semble pourtant qu'on peut trouver la transition par laquelle elle s'y rattache. Le rite de passer par un cercle de gazon étant employé dans un

(1) « Atque huc fere etiam refer morem repedi sub feretro, tangendi feretrum genu, ore, manu, atque aliquando etiam baculis... Neque hæc facta sunt aut nunc fiunt, quasi virtus aliqua mirifica inde scaturiet, sed potius propter communem illam animi propensionem, qua quam proxime accedimus ad ea in quæ magno amore, spe et cupiditate ferimur, ea amplexamur, oculis tegimus, et, si fieri possit, nobismet ipsis conjungeremus ». *Acta Sanctorum*, Octobre, T. X, Bruxelles, 1861, p. 855, col. 1.

but curatif, devient, par cela même, un rite de bon augure, et c'est à ce titre qu'il est employé dans la cérémonie de la fraternisation par les frères adoptifs. — Dans une cérémonie de soumission, le rite de passer sous trois bandes de terre est plus étrange, et résiste à une explication. Mais — à supposer que le texte de la *saga* soit clair et bien traduit — nous croyons qu'il faut voir là le mélange de notre rite traditionnel avec un rite de soumission à l'ennemi vainqueur. Ce dernier rite consistait à se jeter à terre, à mordre la terre et à faire le simulacre d'en manger l'herbe. Il en est question dans un poème espagnol sur le Cid, et il est encore pratiqué en Afghanistan et dans diverses parties de l'Inde : il l'a été cette année même en Cachemire par les Hunzas qui avaient combattu les troupes anglaises (1). Et quand Baber conquit l'Afghanistan en 1503, quand les Afghans virent qu'il était inutile de prolonger la lutte, leurs ambassadeurs se présentèrent devant Baber en tenant du gazon entre leurs dents. C'était une façon expressive de dire : « nous vous appartenons, nous sommes votre bétail ». C'est ainsi que ce rite de soumission était compris : c'est un rite représentatif d'asservissement, où l'homme asservi est ravalé au rang de bétail, rite identique, par l'intention, à celui des Romains quand ils faisaient passer l'ennemi vaincu sous le joug, c'est-à-dire l'assimilaient à une bête de labour. — L'idée de mordre le gazon (*in's Gras beissen,* comme on dit en allemand), de mordre la poussière ou la terre, comme on a longtemps dit en français, doit être au fond de la pratique scandinave mentionnée, une seule fois, dans une ancienne *saga*.

(1) Voir les texte réunis par MM. Wh. Stokes et Grierson dans *l'Academy*, nos du 14 mai 1892, p. 470, et du 2 juillet 1892, p. 15.

Quoi qu'il en soit, une exception ne peut infirmer une règle tirée de la généralité des exemples, et nous croyons avoir déterminé le sens premier et principal du vieux rite médical cité, à satiété, dans le présent opuscule.

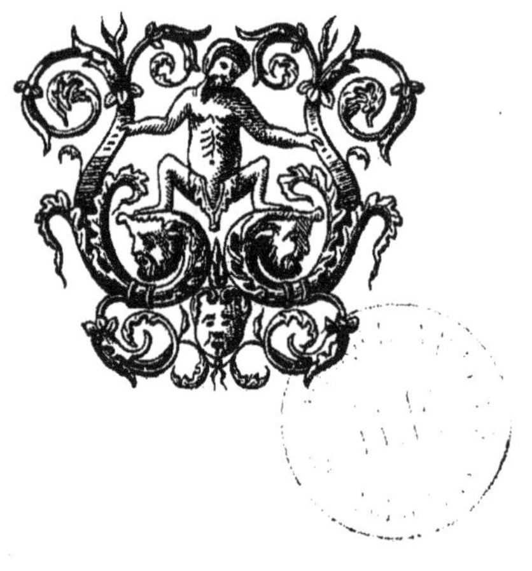

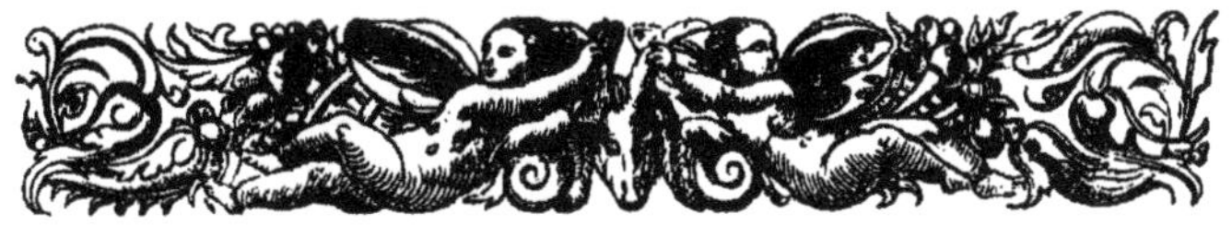

# TABLE DES MATIÈRES



## GRAVURES



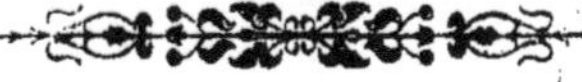

CHARTRES. — IMPRIMERIE GARNIER.

www.ingramcontent.com/pod-product-compliance
Ingram Content Group UK Ltd.
Pitfield, Milton Keynes, MK11 3LW, UK
UKHW021119260726
13994UKWH00002B/946

9 782329 394107